Gutes Essen, Gute Laune:

"Entdecken Sie, wie gutes Essen Ihre Stimmung beeinflusst"

Alina Peyton

Inhalt

Einführung:

In unserer schnelllebigen, hochmodernen Welt, in der Stress und Angst zu vertrauten Begleitern geworden sind, kann die Bedeutung der Aufrechterhaltung einer guten inneren Gesundheit nicht genug betont werden. Während Heilmittel, Medikamente und farbenfrohe Ton-Hilfsmethoden bei der Verbesserung des inneren Wohlbefindens an Bedeutung gewonnen haben, gibt es einen häufig übersehenen Faktor, der eine entscheidende Rolle bei der Gestaltung der Ernährung unseres emotionalen Landes spielt. Ja, die Nahrung, die unseren Körper tatsächlich mit Energie versorgt, hat auch einen tiefgreifenden Einfluss auf unsere Stimmungen und Gefühle.

Der Zusammenhang zwischen dem, was wir essen und wie wir uns fühlen, fasziniert Wissenschaftler, Ernährungswissenschaftler und Gesundheitsfanatiker seit Jahrhunderten. Hippokrates, der altgriechische Krächzer, der häufig als „Vater der Medizin" bezeichnet wird, trug ein berühmtes Plakat mit den Worten: „Nahrung sei deine Droge und Droge sei deine Nahrung." Seine Worte spiegelten das Verständnis wider, dass die Nahrung, die wir konsumieren, nicht nur ein Mittel ist, um unseren Hunger zu stillen; Es ist eine wirksame Nahrungsquelle für unseren Körper und Geist.

Dieses Konzept hat in jüngster Zeit erneut Aufmerksamkeit erregt, da die Erforschung der Bereiche Ernährung und Psychologie tiefer in die komplexe Beziehung zwischen Ernährung und innerer Gesundheit eingetaucht ist. Es ist kein Geheimnis, dass bestimmte Lebensmittel ein Gefühl von Trägheit und Perversität hervorrufen können, während andere ein Gefühl von Vitalität und Vergnügen vermitteln. Doch welche Mechanismen stecken hinter diesen Gütern und wie können wir die Kraft guten Essens nutzen, um unsere Stimmung zu heben und unser emotionales Wohlbefinden zu fördern?

In dieser umfassenden Abhandlung begeben wir uns auf eine Reise, um die Rätsel zu lösen, wie sich unsere heilsamen Entscheidungen auf unsere emotionalen Länder auswirken. Wir werden der Weisheit hinter diesem Zusammenhang auf den Grund gehen und den Teil von Neurotransmittern, Hormonen und anderen biochemischen Prozessen untersuchen, die die Nahrung, die wir essen, mit unseren Stimmungsschwankungen und unserer inneren Gesundheit in Verbindung bringen.

Aber unsere Jagd geht über den Bereich der wissenschaftlichen Forschung hinaus. Wir werden uns auch mit den künstlerischen und geistigen Aspekten des Essens befassen und feiern, wie der Akt des Essens häufig mit unseren emotionalen Gesten verknüpft ist. Vom beruhigenden Griff eines warmen Dunstkolosseums an einem kalten Ruhetag bis hin zur feierlichen Freude, an einer Schlacht mit geliebten Knochen teilzunehmen, Essen ist tief in unserem emotionalen Schatten verankert.

Während dieser Reise werden wir die Geheimnisse von Lebensmitteln aufdecken, die traditionell als „Stimmungsaufheller" gefeiert werden, und von Lebensmitteln, die zu Angstgefühlen und Depressionen beitragen können. Wir vermitteln praktische Einblicke in die Gestaltung einer Diät, die ein optimales inneres Wohlbefinden unterstützt, und geben Tipps, wie Sie in einer Welt voller verlockender, aber potenziell gefährlicher Optionen bewusste Lebensmittelentscheidungen treffen können.

Außerdem werden wir die Bedeutung personalisierter Ernährungsansätze hervorheben und betonen, dass das, was für den einen am besten funktioniert, für den anderen möglicherweise nicht dasselbe ist. Jeder von uns ist einzigartig und unsere gesundheitsfördernden Bedürfnisse und Reaktionen auf Nahrung sind umgekehrt unterschiedlich. Das Verständnis dieser Variabilität ist für die Anpassung unserer Ernährung zur Förderung positiver emotionaler Stimmungen von entscheidender Bedeutung.

Während wir uns mit der Untersuchung des tiefgreifenden Zusammenhangs zwischen Essen und Stimmung befassen, ist es unser Ziel, Sie mit Wissen auszustatten, das es Ihnen ermöglicht, fundierte Entscheidungen darüber zu treffen, was Sie essen, was letztendlich zu einem glücklicheren und gesünderen Leben führt. Am Ende dieser Reise werden Sie ein tieferes Verständnis dafür haben, wie gutes Essen eine wichtige Unterstützung bei der Bewältigung von Stress, Angstzuständen und Stimmungskrankheiten sein kann.

Begleiten Sie uns also auf dieser informativen Passage, während wir die Weisheit, Kultur und Psychologie entdecken, die hinter dem faszinierenden Zusammenspiel zwischen dem, was auf unserem Teller liegt, und unseren Gefühlen steckt. Es ist an der Zeit herauszufinden, wie sich gutes Essen wirklich auf Ihre Stimmung auswirkt und die Voraussetzungen für ein weiteres freudiges und emotional ausgeglichenes Leben zu schaffen.

1:
Die Wissenschaft hinter Essen und Stimmung

Einführung:

Essen ist nicht nur eine Nahrungsquelle; Es ist auch ein wichtiger Einflussfaktor für unsere Stimmung und unsere Gefühle. Der Zusammenhang zwischen dem, was wir essen und wie wir uns fühlen, ist seit Jahrhunderten ein verführerisches Thema. In jüngster Zeit haben wissenschaftliche Untersuchungen den komplexen Zusammenhang zwischen Essen und Stimmung beleuchtet und gezeigt, dass die von uns konsumierten Lebensmittel einen tiefgreifenden Einfluss auf unser emotionales Wohlbefinden haben können. Dieser Inhalt erforscht die Weisheit hinter Essen und Stimmung und untersucht die physiologischen und zerebralen Mechanismen, die diesen Zusammenhang aufrechterhalten, sowie die

Auswirkungen auf unsere allgemeine Gesundheit und unser Glück.

Ernährungseinflüsse auf die Stimmung:

Unser Körper ist ein komplexes biochemisches System, und die Nährstoffe, die wir über die Nahrung aufnehmen, spielen eine entscheidende Rolle bei der Aufrechterhaltung des Gleichgewichts in diesem System. Es wurde festgestellt, dass mehrere wichtige Nährstoffe einen erheblichen Einfluss auf die Stimmung haben

1. *Omega-3-Fettsäuren:*

Diese in Fettfischen, Leinsamen und Walnüssen enthaltenen essentiellen Fette sind für die Gesundheit des Gehirns von entscheidender Bedeutung.
Untersuchungen legen nahe, dass Omega-3-Fettsäuren die Symptome lindern können
Depressionen und Angstzustände durch Förderung der Produktion von

Neurotransmittern wie Serotonin und Dopamin.

2. *Vitamine und Mineralien:*

Ein Mangel an Vitaminen und Mineralstoffen wie Vitamin D, B-Vitaminen und Magnesium wird mit Stimmungsstörungen in Verbindung gebracht. Diese Nährstoffe sind an vielfältigen biochemischen Prozessen beteiligt, einschließlich der Verschmelzung von Neurotransmittern, die die Stimmungsregulierung beeinflussen.

3. *Proteine:*

Aminosäuren, die Strukturbausteine von Proteinen, sind für die Produktion von Neurotransmittern notwendig. Der Verzehr proteinreicher Lebensmittel kann helfen, die Stimmung zu stabilisieren und perverse Leidenschaften zu reduzieren.

4. *Kohlenhydrate:*

Kohlenhydrate, insbesondere komplexe Kohlenhydrate wie Vollkorn, fördern die

Ausschüttung von Serotonin im Gehirn. Dieser Wohlfühl-Neurotransmitter wird mit besserer Stimmung und weniger Stress in Verbindung gebracht.

5. *<u>Probiotika:</u>*

Die Verbindung zwischen Darm und Gehirn ist ein faszinierendes Forschungsgebiet. Probiotikareiche Lebensmittel wie Joghurt und Kefir können die Stimmung positiv beeinflussen, indem sie ein gesundes Gleichgewicht der Darmbakterien aufrechterhalten, die über die Darm-Hirn-Achse mit dem Gehirn kommunizieren.

Die Darm-Gehirn-Verbindung:

Die Darm-Hirn-Verbindung ist ein bidirektionales Kommunikationssystem zwischen dem Magen-Darm-Trakt und dem Zentralnervensystem. Aktuelle Forschungsergebnisse haben gezeigt, dass die Zusammensetzung des Darmmikrobioms, der Gemeinschaft der in unserem Verdauungstrakt lebenden

Mikroorganismen, unsere Stimmung und unser Erscheinungsbild beeinflussen kann. Dieser Zusammenhang unterstreicht die Bedeutung der Aufrechterhaltung eines gesunden Darms durch Ernährung und Probiotika zur Unterstützung des inneren Wohlbefindens.

Wenn wir bestimmte Lebensmittel zu uns nehmen, insbesondere solche mit hohem Ballaststoff- und Präbiotikagehalt, versorgen wir heilsame Darmbakterien mit Nahrung. Diese Bakterien können auch Verbundstoffe produzieren, die einen direkten Einfluss auf das Gehirn haben. Beispielsweise produzieren einige Darmbakterien kurzkettige Fettsäuren (SCFAs), die nachweislich Entzündungen im Gehirn reduzieren und das Wachstum neuer Neuronen fördern, wodurch möglicherweise die Stimmung und die kognitiven Funktionen verbessert werden.

Umgekehrt wird ein unausgeglichenes Darmmikrobiom, das häufig auf eine Ernährung mit hohem Anteil an wiederverwendeten Lebensmitteln und Zucker zurückzuführen ist, mit einem erhöhten Risiko für affektive Erkrankungen wie Depressionen und Angstzustände in Verbindung gebracht. Dies unterstreicht die Bedeutung heilsamer Entscheidungen für die Aufrechterhaltung eines gesunden Darms und damit auch einer positiven Stimmung.

Die Rolle der Entzündung:

Chronische Entzündungen werden als gemeinsamer Faktor bei zahlreichen Stimmungskrankheiten in Verbindung gebracht. Bestimmte Lebensmittel, beispielsweise solche mit hohem Anteil an raffiniertem Zucker und gesättigten Fetten, können Entzündungen im Körper fördern. Eine Entzündung kann das Gleichgewicht der Neurotransmitter im Gehirn stören und die Funktion von Gehirnregionen beeinträchtigen, die für die Stimmungsregulation verantwortlich sind.

Umgekehrt kann eine entzündungshemmende Ernährung, die reich an Obst, Gemüse, Vollkornprodukten und Omega-3-

Fettsäuren ist, dazu beitragen, Entzündungen zu reduzieren und die Stimmung zu verbessern. Diese Lebensmittel sind vollgepackt mit Antioxidantien und sekundären Pflanzenstoffen, die oxidativen Stress bekämpfen und die allgemeine Gesundheit des Gehirns fördern.

Psychologische Aspekte von Essen und Stimmung:

Der Zusammenhang zwischen Essen und Stimmung ist nicht nur eine Frage der Physiologie. Auch zerebrale Faktoren spielen eine wichtige Rolle dabei, wie wir Essen wahrnehmen und welche Auswirkungen es auf unsere Gefühle hat

1. *Emotionales Essen*:

Viele Menschen greifen zu Trostnahrung, wenn sie sich deprimiert oder gestresst fühlen. Diese Lebensmittel enthalten häufig viel Zucker und Fett und sorgen so für einen vorübergehenden Stimmungsaufheller. Dennoch kann dies zu einem Kreislauf aus emotionalem Essen und Gewichtszunahme führen, der letztendlich die Stimmung und das Selbstwertgefühl langfristig beeinträchtigt.

2. _Kulturelle und soziale Einflüsse:_

Unser künstlerischer Hintergrund und unser soziales Umfeld wirken sich auf unsere Lebensmittelauswahl und Essgewohnheiten aus. Teilnahme an einem Chaos mit geliebten Knochen kann Leidenschaften wie Glück und Verbundenheit verstärken, während künstlerische Traditionen häufig bestimmte Lebensmittel mit emotionalen Gesten verbinden.

3. _Achtsames Essen:_

Um bewusstes Essen einzuüben, muss dem sensiblen Erlebnis des Essens große Aufmerksamkeit geschenkt werden. Dies kann zu einer geringeren Wertschätzung von Nahrungsmitteln und einem ausgeglicheneren Verhältnis zum Essen führen und möglicherweise das allgemeine emotionale Wohlbefinden verbessern.

Abschluss:

Die Weisheit hinter Essen und Stimmung ist ein komplexes und sich entwickelndes Feld. Es unterstreicht die Idee, dass das, was wir essen, nicht nur für unsere körperliche Gesundheit, sondern auch für unser emotionales Wohlbefinden wichtig ist. Indem wir fundierte, heilsame Entscheidungen treffen, bei denen nährstoffreiche Lebensmittel, ein gesundes Darmmikrobiom und entzündungshemmende Optionen im Vordergrund stehen, können wir unsere Stimmung positiv beeinflussen und die Gefahr affektiver Erkrankungen verringern. Darüber hinaus kann das Verständnis der zerebralen Aspekte von Essen und Stimmung den Einzelnen dazu befähigen, gesündere Essgewohnheiten und eine positivere Beziehung zum Essen zu entwickeln. Schließlich erinnert uns die Weisheit von Essen und Stimmung daran, dass der Weg zum emotionalen Wohlbefinden auf unseren Tellern beginnen kann.

2:

2:
Wie Junk Food die Stimmung beeinflusst

Einführung:

In der schnelllebigen, hochmodernen Welt ist Junk Food zu einem allgegenwärtigen Bestandteil unseres täglichen Lebens geworden. Es ist zugänglich, köstlich und oft erschwinglich. Was wir jedoch nicht immer bedenken, ist, wie sich der Konsum von Junk Food auf unsere Stimmung auswirken kann. Abgesehen von den positiven Auswirkungen auf die körperliche Gesundheit ist der Zusammenhang zwischen Junkfood und Stimmung ein komplexes und faszinierendes Thema. Dieser Inhalt wird sich mit den vielfältigen Auswirkungen von Junk Food auf unsere Stimmung befassen und sowohl die kurzfristigen als auch die langfristigen Folgen untersuchen.

1. *Die sofortige Freude und der Dopamin-Anstieg:*

Eine der unmittelbaren Möglichkeiten, wie Junkfood unsere Stimmung beeinflusst, ist der sofortige Genuss, den es bereitet. Es wird behauptet, dass Junkfood weitgehend schmackhaft sei und voller Zucker, Watte und ungesunden Fetten steckt. Wenn wir diese Nahrungsmittel zu uns nehmen, schüttet unser Gehirn häufig Dopamin aus gilt als „Wohlfühl-Neurotransmitter". Dieser Anstieg des Dopaminspiegels führt zu einem vorübergehenden Stimmungsaufschwung, sodass wir uns glücklicher und zufriedener fühlen.

Diese sofortige Stimmungsverbesserung geht jedoch mit einem Schlag einher. Mit der Zeit kann das Gehirn eine Duldsamkeit gegenüber diesen Dopaminschüben entwickeln, was zu einem Bedarf an weiterem Junkfood führt, um die gleiche Zufriedenheit zu erreichen. Dies schafft die Voraussetzungen für einen impliziten Kreislauf von Fressen und Trinken, der sich auf lange Sicht negativ auf die Stimmung auswirken kann.

2. *Die Zuckerachterbahn:*

Der hohe Zuckergehalt in Junk Food, insbesondere in Stärkungsmitteln, Delikatessen und Nachspeisen, kann zu dem führen, was allgemein als „Zuckerkämmerer" bezeichnet wird. Wenn wir klebrige Lebensmittel zu uns nehmen, steigt unser Blutzuckerspiegel vorübergehend an, was zu einem Energieschub und einer vorübergehenden Stimmungsaufhellung führt. Dennoch kommt es häufig zu einem starken Absturz des Blutzuckerspiegels, der uns müde, pervers und sogar ängstlich macht.

Der ständige Wechsel der Blutzuckersituation aufgrund des häufigen Verzehrs von klebrigem Junkfood kann zu Stimmungsschwankungen führen. Besonders auffällig können diese Stimmungsschwankungen bei Kindern sein, die empfindlicher auf Zuckerstoffe reagieren. Mit der Zeit kann dieser instabile Blutzuckerspiegel zu gewohnheitsmäßigen Stimmungsschwankungen und einem erhöhten Risiko für Erkrankungen wie Depressionen und Angstzustände führen.

3. _Entzündung und die Verbindung zwischen Darm und Gehirn:_

Neuere Forschungen haben Aufschluss über die komplizierte Beziehung zwischen Darm und Gehirn gegeben, die häufig als „Darm-Hirn-Achse" bezeichnet wird. Junk Food, das im Allgemeinen viele wiederverwendete Bestandteile enthält und kaum Ballaststoffe enthält, kann das Gleichgewicht der Darmbakterien stören und Entzündungen im Verdauungssystem fördern.

Diese Entzündung beeinträchtigt nicht nur unsere körperliche Gesundheit, sondern hat auch tiefgreifende Auswirkungen auf unsere Stimmung. Studien haben gezeigt, dass Personen mit gewohnheitsmäßigen Entzündungen häufiger Symptome von Depressionen und Angstzuständen verspüren. Die Darm-Gehirn-Verbindung legt nahe, dass die Lebensmittel, die wir essen, unser emotionales Wohlbefinden auf überraschende Weise beeinflussen können.

4. *Nährstoffknappheit und psychische Gesundheit:*

Junk Food ist dafür bekannt, dass es nährstoffarm und gleichzeitig kalorienreich ist. Wenn wir diese Lebensmittel regelmäßig konsumieren, entziehen wir unserem Körper und unserem Gehirn wichtige Nährstoffe, die für die innere Gesundheit von entscheidender Bedeutung sind. Beispielsweise kann eine Ernährung mit hohem Junk-Food-Gehalt zu einem Mangel an Vitaminen wie B-Vitaminen, Zink und Omega-3-Fettsäuren führen, die alle eine wichtige Rolle bei der Stimmungsregulierung spielen.

Ein Mangel an diesen Nährstoffen wird mit einer erhöhten Gefahr affektiver Erkrankungen in Verbindung gebracht. Beispielsweise sind niedrige Vitamin-D-Spiegel mit einem erhöhten Risiko für Depressionen verbunden, während Omega-3-Fettsäuren für ihre entzündungshemmende Wirkung und ihre Wirkung bei der Linderung von Angst- und Depressionssymptomen bekannt sind.

5. *Der Teufelskreis des emotionalen Essens:*

Emotionales Essen ist ein Wunder, bei dem sich Menschen der Nahrung, häufig Junkfood, zuwenden, um mit Stress, Traurigkeit oder Langeweile umzugehen. Der unmittelbare Trost, den diese Lebensmittel vermitteln, kann in der Tat einen vorübergehenden Ausweg aus negativen Gefühlen bieten. Dennoch führt es häufig zu Schuldgefühlen, Schamgefühlen und einer Verschlechterung der Stimmung, sobald die ursprüngliche Befriedigung nachlässt.

Dadurch entsteht ein Teufelskreis, in dem Einzelpersonen ständig auf Junkfood zurückgreifen, um ihre Gefühle zu regulieren, wodurch der Zusammenhang zwischen ungesunden Essgewohnheiten und negativen Stimmungen verewigt wird. Diesen Kreislauf zu durchbrechen kann anstrengend sein, da es erfordert, gesündere Wege zu finden, um mit emotionalen Stressfaktoren umzugehen.

6. _Langfristige Folgen für die psychische Gesundheit:_

Während die unmittelbar stimmungsaufhellende Wirkung von Junk Food erwiesenermaßen erwiesen ist, ist es wichtig, die langfristigen Folgen für die innere Gesundheit zu berücksichtigen. Eine Ernährung mit hohem Junk-Food-Gehalt ist mit einem erhöhten Risiko für die Entwicklung innerer Gesundheitskrankheiten wie Depressionen und Angstzuständen verbunden. Die Mechanismen hinter diesem Zusammenhang sind komplex und umfassen Entzündungen, Nährstoffknappheit und die Darm-Hirn-Achse.

Ebenso wird eine Ernährung, die reich an Junk Food ist, häufig mit Rundheit in Verbindung gebracht, die ein bekannter Bedrohungsfaktor für Stimmungskrankheiten ist. Das zerebrale Risiko von Rotundität, einschließlich Problemen mit dem Körperbild und gesellschaftlichem Grinsen, kann zu Depressionen und Angstzuständen führen.

Abschluss:

Der Zusammenhang zwischen Junk Food und Stimmung ist vielfältig und weitreichend. Während der unmittelbare Genuss dieser Lebensmittel vorübergehend die Stimmung heben kann, sind die langfristigen Folgen für die innere Gesundheit erheblich. Von den Dopamin-Anstiegen bis zum Zuckerguss, der Darm-Gehirn-Verbindung zu Nährstoffknappheit und dem Teufelskreis des emotionalen Essens, Müll

Essen hinterlässt einen bleibenden Eindruck auf unser emotionales Wohlbefinden.

Die Auswirkung von Junk Food auf die Stimmung zu würdigen, ist der erste Schritt auf dem Weg zu einer gesünderen und gesunden Ernährung. Es ist von entscheidender Bedeutung, einer ausgewogenen Ernährung mit vielen Nährstoffen Vorrang zu geben, die die innere Gesundheit unterstützen und gleichzeitig den Verzehr von wiederverwendeten und klebrigen Lebensmitteln einzuschränken. Dadurch können wir nicht nur unsere körperliche Gesundheit verbessern, sondern auch unser emotionales Wohlbefinden langfristig schützen.

3:
Erforschung der Darm-Hirn-Verbindung

Der menschliche Körper ist ein komplexes System, in dem bunte Organe und Systeme harmonisch zusammenarbeiten, um Gesundheit und Wohlbefinden zu erhalten. Zu den interessantesten und kompliziertesten Verbindungen im Körper gehört die zwischen Darm und Gehirn. Diese Verbindung, die häufig als „Darm-Hirn-Achse" bezeichnet wird, spielt eine entscheidende Rolle bei der Regulierung nicht nur unserer körperlichen Gesundheit, sondern auch unseres inneren und emotionalen Wohlbefindens. In diesem Inhalt tauchen wir in die faszinierende Welt der Darm-Gehirn-Verbindung ein und erforschen ihre Mechanismen, ihre Bedeutung und das entstehende Forschungsfeld, das weiterhin ihre Geheimnisse enthüllt.

Der Darm – mehr als nur die Verdauung:

Traditionell wird der Darm in erster Linie mit der Verdauung und Verdauung in Verbindung gebracht

Aufnahme von Nährstoffen aus der Nahrung, die wir konsumieren. Es ist in der Tat ein bemerkenswertes System, ausgestattet mit bunten Organen wie Magen, Dünndarm und Dickdarm, die zusammenarbeiten, um komplexe Nahrungsbestandteile in einfachere Formen zu zerlegen, die unser Körper für Energie und Wachstum nutzen kann. Dennoch haben in jüngster Zeit wissenschaftliche Entdeckungen den vielschichtigen Teil des Darms beleuchtet, der über die Verdauung hinausgeht.

Eine der erstaunlichsten Erkenntnisse ist, dass der Darm ein komplexes Ökosystem aus Billionen von Mikroorganismen beherbergt, das auch als Darmmikrobiota bezeichnet wird. Zu diesen Mikroorganismen gehören Bakterien, Infektionskrankheiten, Pilze und andere Mikroben. Sie bilden eine dynamische

Gemeinschaft, die auf vielfältige Weise mit unserem Körper interagiert. Die Zusammensetzung und Vielfalt dieser Mikrobiota hat tiefgreifende Auswirkungen auf unsere Gesundheit. Experimentatoren haben Zusammenhänge zwischen der Darmmikrobiota und Erkrankungen aufgedeckt, die von Rotundität bis hin zu Autoimmunerkrankungen reichen.

Das Gehirn jenseits neuronaler Netze:

Obwohl das Gehirn das Zentrum unserer Studien, Gefühle und unseres Wissens ist, ist es keine isolierte Realität in unserem Körper. Es erhält ständig Input aus vielfältigen Quellen, und einer der einflussreichsten Mitwirkenden ist der Darm. Die Kommunikation zwischen Darm und Gehirn ist bidirektional und erfolgt über mehrere Wege, wobei Vagus-Launen und chemische Kuriere wie Neurotransmitter und Hormone eine wichtige Rolle spielen.

Eine der wichtigsten Möglichkeiten, wie der Darm das Gehirn beeinflusst, ist die Produktion von Neurotransmittern wie

Serotonin. Serotonin, oft als „Wohlfühl-Neurotransmitter" bezeichnet, spielt eine entscheidende Rolle bei der Regulierung der Stimmung und ein erheblicher Teil davon wird im Darm produziert. Dies unterstreicht den tiefgreifenden Einfluss, den die Darmgesundheit auf das emotionale Wohlbefinden und auf Erkrankungen wie Depressionen und Angstzustände haben kann.

Die Darm-Hirn-Achse ist eine Einbahnstraße:

Die Darm-Hirn-Achse ist ein dynamisches Netzwerk, das die ständige Kommunikation zwischen Darm und Gehirn ermöglicht. Dieser Handel geht über die Stimmungsregulierung hinaus und erstreckt sich auf farbenfrohe Aspekte unserer Gesundheit. Neue Untersuchungen haben beispielsweise gezeigt, dass die Darmmikrobiota unser empfindliches System, unseren Stoffwechsel und sogar unsere kognitiven Funktionen beeinflussen kann.

Ein faszinierender Forschungsbereich innerhalb der Darm-Hirn-Verbindung ist ihre Rolle bei neurodegenerativen

Erkrankungen wie Alzheimer und Parkinson. Experimentatoren haben herausgefunden, dass Veränderungen in der Zusammensetzung der Darmmikrobiota das Fortschreiten dieser Erkrankungen beeinflussen können, was die Möglichkeit neuer Heilansätze erhöht, die auf den Darm abzielen, um hirnbedingte Erkrankungen zu behandeln.

Die Rolle von Ernährung und Lebensstil:

Beim Verständnis der Darm-Hirn-Verbindung wird deutlich, dass unsere Lebensentscheidungen, insbesondere die Ernährung, eine wichtige Rolle spielen. Die Nahrung, die wir zu uns nehmen, nährt nicht nur unseren Körper, sondern ernährt auch die Billionen von Mikroorganismen in unserem Darm. Eine ballaststoffreiche, präbiotika- und probiotikareiche Ernährung kann eine gesunde Darmmikrobiota fördern, was wiederum der Gesundheit unseres Gehirns zugute kommt.

Umgekehrt kann eine Ernährung mit hohem Anteil an wiederverwendeten

Lebensmitteln, Zucker und gesättigten Fetten das empfindliche Gleichgewicht der Darmmikrobiota stören, was möglicherweise zu Entzündungen und einem erhöhten Risiko neurologischer Erkrankungen führt. Dies unterstreicht die Bedeutung bewusster Ernährung und gesunder Entscheidungen für die Aufrechterhaltung einer harmonischen Darm-Hirn-Achse.

Die Zukunft der Darm-Gehirn-Erforschung:

Die Erforschung der Darm-Hirn-Verbindung ist noch unausgereift, und es gibt noch viel mehr zu entdecken. Je tiefer wir das Verständnis dieser komplizierten Beziehung vertiefen, desto mehr Möglichkeiten eröffnen sich für neue Behandlungen und Interventionen. Beispielsweise ist die Entwicklung von Probiotika, die zur Behandlung spezifischer innerer Gesundheitszustände eingesetzt werden, ein aufstrebendes Forschungsgebiet.

Darüber hinaus könnten individualisierte Medikamente bald die Beurteilung der Zusammensetzung der Darmmikrobiota einer Person bis hin zu Strickbehandlungen und Interventionen umfassen, die sowohl die körperliche als auch die innere Gesundheit optimieren. Die Möglichkeit, die Darm-Hirn-Achse für Heilzwecke zu nutzen, ist ein Meilenstein, der für die Zukunft der Medizin vielversprechend ist.

Abschluss:

Zusammenfassend lässt sich sagen, dass die Darm-Hirn-Verbindung ein bemerkenswertes und sich entwickelndes Forschungsgebiet ist, das weitreichende Gegenvorwürfe für unsere Gesundheit und unser Wohlbefinden hat. Es verdeutlicht das komplexe Zusammenspiel zwischen unserem Darm, der Mikrobiota, die er beherbergt, und unserem Gehirn. Diese Verbindung beeinflusst nicht nur unsere körperliche Gesundheit, sondern auch unsere inneren und emotionalen Zustände. Während wir die Mystifikationen der Darm-Hirn-Achse immer weiter aufdecken, wird immer klarer, dass die Förderung unserer Darmgesundheit durch Ernährung und Lebensentscheidungen für die allgemeine

Vitalität von entscheidender Bedeutung ist. Die Möglichkeit bahnbrechender Heilmittel und Interventionen, die auf die Verbindung zwischen Darm und Gehirn abzielen, unterstreicht die Bedeutung der laufenden Forschung auf diesem Gebiet. Im weiteren Verlauf wird sich unser Verständnis der Darm-Hirn-Verbindung wirklich weiter erweitern.

4:
Stimmungsaufhellendes Frühstück: Den Tag richtig beginnen

Der Wecker klingelt und Sie öffnen benommen die Augen für einen neuen Tag. Während Sie die Decke zurückziehen und Ihre Füße über die Bettkante schwingen, beschäftigt Sie ein Gedanke: Frühstück. Es ist die Mahlzeit, die den Tag ankurbelt, und wenn sie richtig zubereitet wird, kann sie den Grundstein für einen positiven und produktiven Tag legen. In diesem Inhalt beleuchten wir die Bedeutung des Frühstücks für Ihre Stimmung und teilen einige köstliche, stimmungsaufhellende Frühstücksideen, die Ihnen Vorfreude auf den Morgen bereiten werden.

Die Frühstücksstimmung-Verbindung:

Ist Ihnen schon einmal aufgefallen, dass Ihre Stimmung je nachdem, was Sie zum

Frühstück essen, drastisch variieren kann? Beim Frühstück geht es nicht nur darum, den Magen zu füllen; Es geht darum, Ihren Körper und Geist zu nähren. Was Sie essen, kann einen tiefgreifenden Einfluss auf Ihre Stimmung und Ihr Energieniveau im Laufe des Tages haben.

Die Blutzucker-Achterbahn:

Stellen Sie sich Folgendes vor: Sie wachen auf und tauchen direkt in ein zuckerhaltiges Müsli oder Gebäck ein. Ihr Blutzuckerspiegel steigt und Sie erhalten einen Energieschub, der jedoch nicht lange anhält. Bald stürzen Sie ab und fühlen sich gereizt und müde. Diese Achterbahnfahrt des Blutzuckerspiegels kann verheerende Auswirkungen auf Ihre Stimmung haben. Um dies zu vermeiden, entscheiden Sie sich für ein ausgewogenes Frühstück mit komplexen Kohlenhydraten, Eiweiß und gesunden Fetten.

Die Serotonin-Verbindung:

Serotonin, oft als „Wohlfühl-Neurotransmitter" bezeichnet, spielt eine entscheidende Rolle bei der Regulierung der Stimmung. Um Serotonin zu produzieren, benötigt Ihr Körper die Aminosäure Tryptophan. Die Einbeziehung von tryptophanreichen Lebensmitteln in Ihr Frühstück kann Ihre Stimmung heben. Denken Sie an Lebensmittel wie Truthahn, Eier, Nüsse und Samen.

Die Bedeutung von Nährstoffen:

Das Frühstück ist eine Gelegenheit, sich mit wichtigen Nährstoffen zu versorgen. Nährstoffmangel kann zu Stimmungsstörungen und niedrigem Energieniveau führen. Ein Frühstück, das reich an Vitaminen, Mineralien und Antioxidantien ist, kann Ihrem Tag eine positive Note verleihen. Erwägen Sie, Obst, Gemüse und Vollkornprodukte in Ihre Morgenmahlzeit aufzunehmen.

Stimmungsaufhellende Frühstücksideen:

Nachdem wir nun den Zusammenhang zwischen Frühstück und Stimmung verstanden haben, stürzen wir uns in einige köstliche Frühstücksideen, die Ihnen ein glückliches und energiegeladenes Gefühl geben.

1. *Sonnenschein-Smoothie:*

Beginnen Sie Ihren Tag mit einem Sonnenstrahl, indem Sie Orangen, Bananen, griechischen Joghurt und eine Handvoll Spinat mixen. Das Vitamin C aus den Orangen und das Folat aus dem Spinat sorgen für eine sofortige Stimmungsaufhellung, während das Protein im Joghurt Sie bis zum Mittagessen satt macht.

2. *Avocado-Toast mit pochierten Eiern:*

Avocado-Toast ist nicht ohne Grund ein Frühstücksklassiker. Die gesunden Fette in der Avocado sorgen für nachhaltige Energie, während pochierte Eier für eine Proteinleistung sorgen. Für einen zusätzlichen Stimmungsaufheller geben Sie dem Ganzen eine Prise rote Pfefferflocken hinzu.

3. _Overnight Oats:_

Bereiten Sie am Vorabend ein Glas Overnight Oats zu, indem Sie Haferflocken mit Mandelmilch, Chiasamen und Ihren Lieblingsfrüchten mischen. Hafer ist eine großartige Ballaststoffquelle und kann dabei helfen, Ihren Blutzuckerspiegel zu stabilisieren und Sie den ganzen Morgen über in einer positiven Stimmung zu halten.

4. _Nussbutter-Bananen-Sandwich:_

Vollkornbrot mit Mandel- oder Erdnussbutter bestreichen und Bananenscheiben hinzufügen. Dieses einfache, aber sättigende Frühstück kombiniert Eiweiß, gesunde Fette und die stimmungsaufhellenden Eigenschaften von Bananen, die reich an Tryptophan und Vitamin B6 sind.

5. _Gemüseomelett:_

Schlagen Sie ein paar Eier auf, braten Sie Ihr Lieblingsgemüse an und bereiten Sie ein fluffiges Omelett zu. Die Kombination aus Protein aus den Eiern und den Vitaminen und Mineralstoffen aus dem

Gemüse sorgt für einen nährstoffreichen Start in den Tag.

6. *Chia-Samen-Pudding:*

Chiasamen sind ein Kraftpaket mit vielen Omega-3-Fettsäuren, Ballaststoffen und Proteinen. Chiasamen mit Kokosmilch und etwas Honig vermischen und über Nacht einweichen lassen. Mit frischen Beeren garnieren für ein leckeres und stimmungsaufhellendes Frühstück.

7. *Griechisches Joghurtparfait:*

Überziehen Sie griechischen Joghurt mit Müsli und verschiedenen frischen Früchten wie Erdbeeren, Blaubeeren und Kiwi. Dieses Parfait sieht nicht nur wunderschön aus, sondern liefert auch Probiotika aus dem Joghurt und eine Portion Antioxidantien aus den Früchten.

Abschluss:

Das Frühstück ist Ihre Gelegenheit, Ihren Körper zu nähren und eine positive Stimmung für den Tag zu schaffen. Indem Sie sich für stimmungsaufhellende

Frühstücksoptionen entscheiden, die für ein ausgewogenes Nährstoffgleichgewicht sorgen, können Sie Ihre Stimmung verbessern, Ihr Energieniveau steigern und den Tag mit einem optimistischen Ausblick angehen.

Denken Sie daran, dass es unterschiedlich sein kann, was für Sie am besten funktioniert. Experimentieren Sie also ruhig mit verschiedenen Frühstückskombinationen, bis Sie herausgefunden haben, was Ihnen am besten schmeckt. Der Start in den Tag mit einem Lächeln im Gesicht beginnt mit einer bewussten Auswahl des Frühstücks. Nutzen Sie also die Kraft eines stimmungsaufhellenden Frühstücks und genießen Sie die Vorteile, die es Ihnen morgens und darüber hinaus bringt.

5:
Nährstoffreiche Mittagessen für mehr Produktivität

In der schnelllebigen Welt, in der wir leben, ist Produktivität eine äußerst gefragte Besonderheit. Ganz gleich, ob Sie Unternehmer, Student oder Berufstätiger sind, die Fähigkeit, konzentriert zu bleiben und Leistung zu erbringen, ist von entscheidender Bedeutung. Während zahlreiche Faktoren zur Produktivität beitragen, wird der Aspekt der Ernährung häufig übersehen, insbesondere wenn es um Ihre Mittagsmahlzeit geht.

Die Mittagszeit ist ein kritischer Zeitpunkt in Ihrem Tag. Es ist der Moment, in dem Ihr Körper Verlust und Energie benötigt, um die verbleibenden Arbeits- oder Lernstunden zu überstehen. Was Sie zu Mittag essen, kann sich erheblich auf Ihre Leistung, Stimmung und Ihr allgemeines Wohlbefinden auswirken. In diesem Inhalt untersuchen wir das Konzept nährstoffreicher Mittagessen und wie sie eine entscheidende Rolle bei der Steigerung der Produktivität spielen können.

Die Kraft nährstoffreicher Mittagessen:

Nährstoffreiche Mittagessen sind Leckereien, die Ihren Körper mit den essentiellen Vitaminen, Mineralien und Makronährstoffen versorgen, die er für eine optimale Funktion benötigt. Diese Mittagessen sind ausgewogen, nahrhaft und darauf ausgelegt, Ihre Energiesituation den ganzen Herbst über aufrechtzuerhalten. Lassen Sie uns in die entscheidenden Grundlagen eintauchen, die nährstoffreiche Mittagessen zu einem Game-Changer für die Produktivität machen

1. Ausgewogene Makronährstoffe:

Ein nährstoffreiches Mittagessen sollte ein ausgewogenes Verhältnis von Kohlenhydraten, Proteinen und gesunden Fetten enthalten. Kohlenhydrate liefern schnelle Energie, Proteine unterstützen den Muskelaufbau und das

Muskelwachstum und gesunde Fette helfen bei Unterernährung und kognitiven Funktionen. Wenn Sie alle drei Makronährstoffe in Ihr Mittagessen integrieren, fühlen Sie sich zufriedener und sorgen für einen ausgeglichenen Energiehaushalt.

Erwägen Sie Optionen wie einen Quinoa-Salat mit Kichererbsen und Avocado, einen gegrillten Funk Serape mit Vollkornfutter oder eine Kolosseum aus braunem Reis mit Lachs und geräuchertem Gemüse.

2. _Vitamine und Mineralien:_

Vitamine und Mineralien sind für die Funktion des Körpers, einschließlich der Gesundheit des Gehirns und der Unterstützung empfindlicher Menschen, unerlässlich. Stellen Sie sicher, dass Sie in Ihrem Mittagessen eine große Auswahl an Obst und Gemüse zu sich nehmen, um sicherzustellen, dass Sie eine große Auswahl an Mikronährstoffen erhalten. Spinat, Grünkohl, Paprika, Beeren und Zitrusfrüchte sind eine ausgezeichnete Wahl.

3. _Ballaststoffe für nachhaltige Energie:_

Ballaststoffreiche Lebensmittel wie Vollkornprodukte, Hülsenfrüchte und Gemüse können dazu beitragen, den Blutzuckerspiegel stabil zu halten und Energieeinbrüche im Herbst zu verhindern. Integrieren Sie Lebensmittel wie Quinoa, Linsen und Brokkoli in Ihre Mahlzeiten, um die Ballaststoffaufnahme zu steigern.

4. _Flüssigkeitszufuhr:_

Entfeuchtung kann zu Müdigkeit und einer verminderten kognitiven Funktion führen. Ergänzen Sie Ihr nährstoffreiches Mittagessen mit einem Glas Wasser oder Kräutertee, um übergossen zu bleiben. Vermeiden Sie übermäßig klebrige Getränke oder Koffein, da diese zu Energieharpunen und -abstürzen führen können.

Ideen für ein nährstoffreiches Mittagessen:

Nachdem wir nun die Bedeutung nährstoffreicher Mittagessen verstanden haben, wollen wir uns einige praktische Ideen für das Mittagessen ansehen, um Ihre Produktivität zu steigern

1. _Mediterrane Bowl:_

-**Zutaten:**
 -Quinoa
 -Gegrillter Funk oder Kichererbsen zum Beispiel unterwürfige Option
 -Gurke, Kirschtomaten und Rot Zwiebel
 -Kalamata-Oliven
 -Feta-Müll
 -Tzatziki Sauce

2. _Gemüse-Wrap:_

-**Zutaten:**
 -Vollkorn-Serape
 -Hummus
 - Geschnittene Avocado
 -Gemischte Flora

-Geschnittene Paprika, Karotten usw
 Gurke
-Sprossen

3. _Lachs und Spargel:_

- **Zutaten:**
-Gebackenes Lachsfilet
- Gedämpfter Spargel
-Quinoa oder brauner Reis
- Zitronen-Dill-Sauce

4. _Quinoa-Salat:_

- **Zutaten:**
-Gekochte Quinoa
-Geschnittene Mango
-Gewürfelte rote Paprika
-Schwarzer Saft
-Gehackter Koriander
-Limetten-Vinaigrette-Dressing

5. _Schüssel mit Süßkartoffeln und schwarzen Bohnen:_

- **Zutaten:**
-Geröstete Süßkartoffelzellen
-Gekochter schwarzer Saft
-Sautierter Spinat oder Grünkohl
-Geschnittene Avocado

-Salsa

Diese Mittagessenideen basieren auf den Prinzipien nährstoffreicher Mahlzeiten und versorgen Sie mit der Energie und den Nährstoffen, die Sie in der zweiten Tageshälfte benötigen.

Vorausplanung für nährstoffreiche Mittagessen:

Eine der Herausforderungen bei der Aufrechterhaltung einer nährstoffreichen Mittagsroutine ist die Notwendigkeit von Planung und Medikamenteneinnahme. Dann gibt es einige Tipps, die es einfacher machen

1. *Wöchentliche Essenszubereitung:*

Nehmen Sie sich jede Woche Zeit, um Ihr Mittagessen zu planen und vorzubereiten. Sie können Getreide, Proteine und Hash-Gemüse im Voraus kochen, sodass Sie Ihre Gerichte unter der Woche schnell und einfach zusammenstellen können.

2. *Portionskontrolle:*

Achten Sie auf die Portionsgrößen, um Völlerei zu vermeiden. Investieren Sie in geeignete Halterungen, mit denen Sie Ihre Mahlzeiten für die Woche verteilen können.

3. *Mit Bedacht naschen:*

Nehmen Sie gesunde Snacks wie Nüsse, Joghurt oder Obst zu sich, um Ihre Energiesituation zwischen den Mahlzeiten stabil zu halten. Vermeiden Sie die Versuchung, mit Maschinen umzugehen.

4. *Hören Sie auf Ihren Körper:*

Achten Sie auf die Hungersignale Ihres Körpers. Essen Sie, bis Sie satt sind und nicht übermäßig satt.

5. *Experimentieren und genießen:*

Seien Sie nicht hysterisch, neue Moden und Geschmacksrichtungen auszuprobieren. Essen soll ein angenehmes Erlebnis sein, also erkunden Sie verschiedene Küchen und Zutaten.

Abschluss:

Die Einbeziehung nährstoffreicher Mittagessen in Ihren Tagesablauf kann einen tiefgreifenden Einfluss auf Ihre Produktivität und Ihr allgemeines Wohlbefinden haben. Indem Sie Ihren Körper mit den essentiellen Nährstoffen versorgen, die er benötigt, sind Sie besser gerüstet, um den ganzen Tag über konzentriert, voller Energie und motiviert zu bleiben. Nehmen Sie sich also die Zeit, nährstoffreiche Mittagessen zu planen und vorzubereiten, und beobachten Sie, wie Ihre Produktivität steigt. Ihr Körper und Geist werden es Ihnen danken.

6:
Nachhaltige Ernährung und langfristige Vorteile für die Stimmung

Einführung:

In der heutigen Welt haben die Entscheidungen, die wir darüber treffen, was wir essen, weitreichende Folgen, nicht nur für unsere Gesundheit, sondern auch für die Gesundheit der Erde. Nachhaltige Ernährung ist ein heilsamer Ansatz, der darauf abzielt, die Bedürfnisse des Einzelnen mit denen des Geländes in Einklang zu bringen. In diesem Kapitel werden das Konzept einer nachhaltigen Ernährung und die darin enthaltenen langfristigen Vorteile für die Stimmung untersucht.

Der Zusammenhang zwischen Ernährung und Stimmung:
Untersuchungen haben einen starken Zusammenhang zwischen Ernährung und Stimmung gezeigt. Der Verzehr einer Ernährung, die reich an Obst, Gemüse, Vollkornprodukten und Ersatzproteinen ist, wird mit einem besseren inneren Wohlbefinden in Verbindung gebracht. Andererseits kann eine Ernährung mit hohem Anteil an wiederverwendeten Lebensmitteln, Zucker und ungesunden Fetten zu Stimmungskrankheiten wie Depressionen und Angstzuständen führen.

Nachhaltige Ernährung definiert:
Nachhaltige Ernährung ist ein Ansatz für den Lebensmittelkonsum, der die ökologischen, sozialen und ethischen Aspekte des Lebensmittelprodukts und -konsums berücksichtigt. Der Schwerpunkt liegt auf der Auswahl von Lebensmitteln, die eine geringere Auswirkung auf das Gelände haben, und auf der Unterstützung ethischer und gleichgültiger Lebensmittelsysteme.

Schlüsselkomponenten nachhaltiger Ernährung:

1. Schwerpunkt auf pflanzlicher Basis:

Durch die Reduzierung des Fleischkonsums und die Einbeziehung weiterer industriell gemahlener Lebensmittel in die Ernährung von Bone kann der CO_2-Fußabdruck von Lebensmitteln verringert werden.

2. Lebensmittel aus der Region:

Der Kauf von Lebensmitteln aus der Region unterstützt die ursprüngliche Tierhaltung, reduziert Transportabwanderungen und fördert nachhaltige Tierhaltungspraktiken.

3. Saisonales Essen:

Die Wahl von Lebensmitteln, die gerade in der Saison sind, verringert den Energie- und Geldaufwand, der für den Ertrag außerhalb der Saison benötigt wird.

4. *Lebensmittelverschwendung minimieren:*

Die Reduzierung von Lebensmittelverschwendung durch bessere Müllplanung und Lagerpraktiken ist ein zentraler Aspekt der Nachhaltigkeit.

5. *Ethische Lebensmittelauswahl:*

Die Berücksichtigung fairer Arbeitspraktiken und eines ethischen Umgangs mit Lebewesen ist für eine nachhaltige Ernährung unerlässlich.

Stimmungsvorteile nachhaltiger Ernährung:

1. *Nährstoffreiche Ernährung:*

Nachhaltige Ernährung fördert eine nährstoffreiche Ernährung, die eine optimale Gehirnfunktion und Stimmungsregulierung unterstützen kann.

2. *Omega-3-Fettsäuren:*

Diäten, bei denen der Schwerpunkt auf nachhaltigen Meeresfrüchten und industriell hergestellten Omega-3-Fettsäurequellen liegt, können dazu beitragen, Entzündungen im Gehirn zu reduzieren und möglicherweise die Stimmung zu verbessern.

3. *Reduzierte Toxine:*

Durch die Wahl biologischer und nachhaltig produzierter Lebensmittel kann die Belastung durch Fungizide und Chemikalien minimiert werden, die sich negativ auf die Stimmung auswirken können.

4. *Achtsames Essen:*

Die Prinzipien einer nachhaltigen Ernährung gehen häufig mit bewussten Ernährungspraktiken einher, die das allgemeine innere Wohlbefinden verbessern können.

Abschluss:

Nachhaltige Ernährung ist kein Stil und kein vorübergehender Trend. Es ist eine zeitlose Weisheit, die über Generationen weitergegeben wird. Es ist eine Moral, die unsere individuellen Bedürfnisse mit denen der globalen Gemeinschaft in Einklang bringt, sowohl menschlicher als auch nichtmenschlicher Natur. Es ist ein Beweis für unsere Fähigkeit, Entscheidungen zu treffen, die uns nicht nur in der Gegenwart unterstützen, sondern auch den Samen für eine gesündere und glücklichere Zukunft säen.

Wenn Sie sich also das nächste Mal zum Essen hinsetzen, sollten Sie es zu einem Moment der Besinnung und des Feierns machen. Jeder Bissen kann ein Beweis für Ihr Engagement für eine nachhaltige, freudige Realität sein, in der das Essen auf Ihrem Teller ein Symbol Ihrer dauerhaften Verbindung zur Welt und der Quelle des Glücks ist, die daraus fließen kann.

In der großen Symphonie des Lebens ist nachhaltige Ernährung der harmonische Ton, der in uns und darüber hinaus mitschwingt und eine wunderschöne Atmosphäre schafft, die von Notlösung, Gesundheit und Glück singt.

7:
Essen für Energie: Vitalität durch Lebensmittelauswahl

In unserer schnelllebigen Welt ist Energie ein kostbares Gut. Ganz gleich, ob Sie ein vielbeschäftigter Berufstätiger sind, ein Elternteil, der mit mehreren Verpflichtungen jonglieren muss, oder einfach nur versuchen, das Beste aus jedem Tag herauszuholen, ausreichend Energie ist unerlässlich. Dennoch kämpfen viele Menschen mit Energieschwankungen und greifen häufig auf Koffein oder klebrige Snacks zurück, um sich schnell aufzumuntern. In diesem Kapitel untersuchen wir den Zusammenhang zwischen Ihren heilsamen Entscheidungen und Ihrer Energiesituation und wie Sie sich für eine nachhaltige Vitalität ernähren können.

Die Energiegleichung:

Bevor wir uns mit bestimmten Nahrungsmitteln und

gesundheitsfördernden Mustern befassen, ist es wichtig, die einleitenden Prinzipien zu verstehen, die unsere Energiesituation bestimmen. Energie wird aus den von uns verzehrten Nahrungsmitteln gewonnen, die unseren Körper mit essentiellen Nährstoffen versorgen, vor allem Kohlenhydraten, Fetten und Proteinen. Diese Nährstoffe werden bei der Verdauung aufgespalten und durch bunte Stoffwechselprozesse in Energie umgewandelt.

Der Schlüssel zur Aufrechterhaltung einer optimalen Energiesituation liegt darin, ein Gleichgewicht zwischen Energiezufuhr und -verbrauch zu erreichen. Der Überschuss wird jedoch als Fett gespeichert, wenn Sie mehr Kalorien (Energie) verbrauchen, als Ihr Körper benötigt. Auch hier gilt: Wenn Sie ständig weniger Kalorien zu sich nehmen, als Ihr Körper benötigt, kann es zu Energiemangel und mit der Zeit zu Gewichtsverlust kommen. Dieses Gleichgewicht zu finden ist entscheidend für das allgemeine Wohlbefinden.

Qualität vor Quantität:

Wenn es darum geht, Energie aufrechtzuerhalten, sind nicht alle Kalorien gleich. Während es verlockend ist, sich ausschließlich auf die Kalorienzählung zu konzentrieren, ist die Qualität der Kalorien, die Sie zu sich nehmen, umgekehrt wichtig. Weitgehend wiederverwendete, klebrige und verbesserte Lebensmittel können zu einem schnellen Energieschub führen, führen jedoch häufig zu einem Absturz, der dazu führt, dass Sie sich müde und träge fühlen. Entscheiden Sie sich lieber für nährstoffreiche Lebensmittel, die den ganzen Tag über anhaltende Energie liefern.

Komplexe Kohlenhydrate:

Kohlenhydrate sind die Hauptenergiequelle Ihres Körpers. Komplexe Kohlenhydrate, die in Lebensmitteln wie Vollkornprodukten, Obst und Gemüse enthalten sind, werden träge verdaut und sorgen so für eine stetige Energiefreisetzung. Diese Lebensmittel sind außerdem reich an Ballaststoffen, die dazu beitragen, den

Blutzuckerspiegel zu stabilisieren und Energieharpunen und Abstürze zu verhindern.

Gesunde Fette:

Fette sind ein weiterer wesentlicher Bestandteil einer ausgewogenen Ernährung. Gesunde Fette, wie sie in Avocados, Nüssen und Olivenöl enthalten sind, liefern eine konzentrierte Energiequelle und unterstützen die Versorgung mit fettverursachenden Vitaminen. Die Einbeziehung dieser Fette in Ihre Mahlzeiten kann dazu beitragen, Energiesituationen aufrechtzuerhalten und dafür zu sorgen, dass Sie sich ausgeruht fühlen.

Proteinkraft:

Proteine spielen eine entscheidende Rolle bei der Reparatur und dem Aufbau von Muskeln, können aber auch zu Ihrer Energiesituation beitragen. Die Einbeziehung überschüssiger Proteinquellen wie Fleisch, Fisch, Saft und Tofu in Ihre Ernährung kann dazu beitragen, den Blutzuckerspiegel zu stabilisieren und eine langanhaltende Energie zu fördern.

Zeitpunkt und Häufigkeit der Mahlzeiten:

Abgesehen von der Art der Lebensmittel, die Sie essen, können auch der Zeitpunkt und die Häufigkeit Ihrer Refektionen Ihre Energiesituation erheblich beeinflussen. Das Auslassen von Mahlzeiten oder zu langes Nichtsessen kann zu einem Abfall des Blutzuckers führen, was zu Müdigkeit und Perversität führt. Achten Sie vielmehr auf regelmäßige, ausgewogene Mahlzeiten und Snacks über den Tag verteilt.

Frühstück: Der energiegeladene Start:

Das Frühstück wird nicht umsonst oft als die wichtigste Sauerei des Tages bezeichnet. Nach einer Nachtruhe benötigt Ihr Körper Energie, um den Stoffwechsel anzukurbeln und Energie für den kommenden Tag zu liefern. Ein ausgewogenes Frühstück mit Kohlenhydraten, Proteinen und gesunden

Fetten kann einen positiven Ton für Ihre Energiesituation festlegen.

Clever naschen:

Gesunde Snacks können dabei helfen, die Energiesituation zwischen den Mahlzeiten aufrechtzuerhalten. Schluss mit Snacks, die Kohlenhydrate und Proteine kombinieren, wie Joghurt mit Beeren oder Vollkorncracker mit Hummus. Diese Entscheidungen stellen eine nachhaltige Energiequelle dar und tragen zur Mäßigung während der Hauptreflexionen bei.

Achtsames Essen:

In unserer schnelllebigen Welt passiert es leicht, dass man seine Mahlzeiten in Eile erledigt oder gedankenlos isst. Dennoch kann es die Verdauung und den Energieeinsatz verbessern, wenn man sich die Zeit nimmt, sein Essen zu genießen und auf Hunger- und Ganzheitsmerkmale zu achten. Durch achtsames Essen können Sie Ihre Mahlzeiten mehr genießen und Völlerei vermeiden, die zu Pünktlichkeit führen kann.

Flüssigkeitszufuhr:

Entfeuchtung kann Ihre Energie erschöpfen und Sie müde machen. Stellen Sie sicher, dass Sie über den Tag verteilt eine angemessene Menge Wasser trinken, um über den Tag verteilt zu bleiben. Kräutertees, konzentriertes Wasser und Kokosnusswasser sind ebenfalls hervorragende Optionen, um Sie zu erfrischen.

Die Rolle von Nahrungsergänzungsmitteln:

Während eine ausgewogene Ernährung alle benötigten Nährstoffe tadellos liefern sollte, können manche Menschen von heilsamen Nahrungsergänzungsmitteln profitieren, um ihre Energiesituation zu unterstützen. Konsultieren Sie vor der Einnahme von Nahrungsergänzungsmitteln einen Arzt, da dieser Ihre spezifischen Anforderungen beurteilen und geeignete Optionen empfehlen kann.

Abschluss:

Beim Essen zur Energiegewinnung geht es nicht nur darum, den Magen zu füllen; Es geht darum, fundierte Entscheidungen zu treffen, die Ihren Körper nähren und ihm dauerhafte Vitalität verleihen. Durch den Verzehr nährstoffreicher Lebensmittel, ein ausgewogenes Essens-Timing und bewusste Essgewohnheiten können Sie den ganzen Tag über eine stabile Energiesituation aufrechterhalten. Denken Sie daran, dass kleine, nachhaltige Änderungen Ihrer Ernährung zu erheblichen Verbesserungen Ihres allgemeinen Wohlbefindens führen können. Im kommenden Kapitel werden wir den Zusammenhang zwischen Ernährung und innerer Klarheit untersuchen und zeigen, wie sich Ihre Lebensmittelauswahl auf Ihre kognitiven Funktionen auswirken kann.

8:
Die Rolle von Kohlenhydraten für das emotionale Wohlbefinden

Kohlenhydrate sind ein grundlegender Bestandteil unserer Ernährung und spielen eine entscheidende Rolle bei der Aufrechterhaltung unseres allgemeinen Wohlbefindens, einschließlich unserer emotionalen Gesundheit. Während Kohlenhydrate häufig mit körperlicher Energie und Ernährung in Verbindung gebracht werden, ist ihr Einfluss auf unsere Stimmung und Gefühle umgekehrt signifikant. Diese Komposition untersucht die vielschichtige Beziehung zwischen Kohlenhydraten und emotionalem Wohlbefinden und beleuchtet, wie sich die von uns konsumierten Lebensmittel auf unsere Stimmung, Stresssituationen und den gesamten emotionalen Zustand auswirken können.

Kohlenhydrate verstehen:

Kohlenhydrate gehören neben Proteinen und Fetten zu den drei wichtigsten Makronährstoffen. Sie sind hauptsächlich in Lebensmitteln wie Getreide, Hülsenfrüchten, Obst, Gemüse und Milchprodukten enthalten. Kohlenhydrate werden in zwei Hauptordnungen eingeteilt: einfache Kohlenhydrate (Zucker) und komplexe Kohlenhydrate (Bohnen und Filamente). Beide Arten von Kohlenhydraten sind für unseren Körper lebenswichtig, wirken sich jedoch auf unterschiedliche Weise auf unsere Gefühle aus.

Der Zusammenhang zwischen Kohlenhydraten und Serotonin:

Serotonin ist ein Neurotransmitter, der eine wichtige Rolle bei der Regulierung von Stimmung, Angstzuständen und Depressionen spielt. Kohlenhydrate, insbesondere solche mit einem hohen glykämischen Indikator, können die Serotoninproduktion im Gehirn beeinflussen. Wenn wir Kohlenhydrate zu uns nehmen, lösen sie einen Anstieg des Insulins aus, wodurch Tryptophan, eine Aminosäure, die für die Serotoninverschmelzung notwendig ist, leichter ins Gehirn gelangen kann. Dies wiederum kann zu einer besseren Stimmung und einem allgemeinen Wohlbefinden führen.

Kohlenhydrate und Stressmanagement:

Auch Kohlenhydrate können bei der Stressbewältigung helfen. Wenn wir gestresst sind, schüttet unser Körper Cortisol aus, ein Stresshormon, das zu erhöhtem Blutdruck führen kann für kohlenhydratreiche Lebensmittel. Dieses Wunder wird häufig als „Stressessen" bezeichnet. Der Verzehr von Kohlenhydraten in stressigen Zeiten kann ein vorübergehendes Gefühl von Trost und Erleichterung vermitteln, da er dazu beitragen kann, Cortisol-Situationen zu reduzieren und die Freisetzung von Wohlfühl-Neurotransmittern zu fördern.

Ausgleich von Kohlenhydraten für emotionales Wohlbefinden:

Obwohl Kohlenhydrate einen positiven Einfluss auf das emotionale Wohlbefinden haben können, ist es wichtig, auf eine ausgewogene Ernährung zu achten. Der übermäßige Verzehr einfacher Kohlenhydrate, wie z. B. klebriger Snacks und Getränke, kann zu einem Anstieg und Absturz des Blutzuckerspiegels führen und möglicherweise Stimmungsschwankungen und emotionale Unsicherheit verschlimmern. Der Schlüssel liegt darin, komplexe Kohlenhydrate, wie Vollkornprodukte und Gemüse, in Ihre Ernährung aufzunehmen, um eine gesunde Ernährung zu gewährleisten eine stabile Energiequelle ohne die Nachteile eines übermäßigen Zuckerkonsums.

Individuelle Variationen und Kohlenhydratsensitivität:

Es ist wichtig zu betonen, dass Menschen möglicherweise anders auf

Kohlenhydrate reagieren. Manche Menschen reagieren möglicherweise empfindlicher auf Schwankungen des Blutzuckerspiegels, während andere unterschiedliche Präferenzen und Nachsichtigkeit gegenüber gesunden Menschen haben. Ähnliche Faktoren wie Genetik, Stoffwechsel und allgemeine Gesundheit können sich darauf auswirken, wie Kohlenhydrate das emotionale Wohlbefinden einer Person beeinflussen.

Abschluss:

Zusammenfassend lässt sich sagen, dass Kohlenhydrate eine wichtige Rolle für das emotionale Wohlbefinden spielen. Sie können die Stimmung, Stresssituationen und die allgemeine emotionale Gesundheit beeinflussen, indem sie Neurotransmitter wie Serotonin beeinflussen und an der Stressbewältigung beteiligt sind. Dennoch ist es von entscheidender Bedeutung, Kohlenhydrate auf ausgewogene und bewusste Weise zu sich zu nehmen, um von ihren emotionalen Vorteilen zu profitieren, ohne auf negative

Nebenwirkungen verzichten zu müssen. Außerdem sollten bei der Beurteilung der Auswirkung von Kohlenhydraten auf das emotionale Wohlbefinden individuelle Unterschiede berücksichtigt werden. Durch die Aufrechterhaltung einer ausgewogenen Ernährung und eine fundierte Lebensmittelauswahl kann man die positive Wirkung von Kohlenhydraten nutzen, um seine emotionale Gesundheit zu unterstützen.

9:
Kulinarischer Komfort: Wie Essen Emotionen hervorruft

Essen ist mehr als nur Nahrung; Es ist eine wichtige Kraft, die ein breites Spektrum an Gefühlen hervorrufen kann. Vom beruhigenden Griff eines Kolosseums aus Funk-Dunst an einem stürmischen Tag bis zum fröhlichen Fest eines dekadenten Schokoladenkoteletts auf einer Geburtstagsfeier hat Essen die einzigartige Fähigkeit, unsere Herzen und Seelen zu berühren. In diesem Kapitel werden wir die komplexe Beziehung zwischen Essen und Gefühlen erforschen und untersuchen, wie kulinarische Gesten unsere Stimmungen und Erinnerungen prägen können.

Die Sprache des Essens:

Essen ist eine universelle Sprache, die Grenzen und Gesellschaften überschreitet. Es spricht uns auf eine Weise an, die Worte nicht können. Stellen Sie sich den Duft von frisch angezündetem Futter vor durch die Luft treiben, oder das Rascheln von Zwiebeln in einem heißen Gesicht. Diese sensiblen Gesten lösen einen Wasserfall von Gefühlen und Erinnerungen aus, der uns in andere Zeiten und Orte entführt.

Einer der Gründe, warum Essen so gut Gefühle hervorruft, ist seine Fähigkeit, unsere primitiven Instinkte anzusprechen. Der Geschmack, der Geruch und das Aussehen von Lebensmitteln können in unserem Gehirn eine Flut von Neurotransmittern und Hormonen auslösen, die zu einer Vielzahl emotionaler Reaktionen führt. Beispielsweise kann der Anblick eines wunderschön angerichteten Gerichts in einem Gourmetlokal Leidenschaften der Bewunderung und Erwartung hervorrufen, während der Geschmack eines Lieblingsessens aus der Alltagsküche ein Gefühl von Nostalgie und Wärme hervorrufen kann.

Comfort Food: Eine Umarmung für die Seele:

Wenn wir an Essen und Gefühle denken, kommt uns immer wieder der Begriff „Wohlfühlessen" in den Sinn. Dies sind die Gerichte, zu denen wir in Zeiten von Stress oder Traurigkeit greifen, auf der Suche nach Trost und emotionaler Nahrung. Wohlfühlnahrung ist tief in unserer Geschichte verankert und erinnert häufig an die Geschmäcker unserer Zeit. Ganz gleich, ob es sich um ein Kolosseum voller Schnickschnack, einen Teller Kartoffelpüree oder ein Stück Apfelkuchen handelt, diese Gerichte haben die Kraft, unseren besorgten Geist zu beruhigen und unsere Stimmung zu heben.

Aber warum finden wir Trost in bestimmten Dingen?
Lebensmittel? Die Antwort liegt in der Verbindung zwischen Geschmack und Emotion. Untersuchungen haben gezeigt, dass bestimmte Geschmacksrichtungen und Texturen die Freisetzung von Endorphinen auslösen können, den „Wohlfühl"-Chemikalien des Gehirns. Für viele Menschen sind Wohlfühlnahrung

mit positiven Erinnerungen und Gefühlen verbunden, was sie zu einer natürlichen Wahl macht, wenn sie emotionale Unterstützung suchen.

Kulturelle Verbindungen:

Essen ist nicht nur eine Quelle besonderer Behaglichkeit, sondern auch ein Spiegelbild der kulturellen Identität und des kulturellen Erbes. Verschiedene Gesellschaften haben ihre eigenen einzigartigen kulinarischen Traditionen, jede mit ihren eigenen emotionalen Assoziationen. Beispielsweise werden die pikanten und süßen Gerichte der indischen Küche häufig mit Festlichkeit und Freude in Verbindung gebracht, während die Einfachheit des japanischen Sushi Leidenschaften der Gelassenheit und des Bewusstseins hervorrufen kann.

Auch bei künstlerischen Ritualen und Bräuchen spielt das Essen eine zentrale Rolle. In zahlreichen Gesellschaften ist die Teilnahme an einer Auseinandersetzung mit geliebten Knochen ein Symbol für Verbundenheit und Zusammengehörigkeit. Ob es sich um ein

Thanksgiving-Fest in den USA oder eine traditionelle Teeform in Japan handelt, diese kulinarischen Rituale dienen der Stärkung sozialer Bindungen und der Förderung des Zugehörigkeitsgefühls.

Die Kraft der Nostalgie:

Nostalgie ist ein wichtiger emotionaler Detektor, und Essen hat die unheimliche Fähigkeit, uns in die Vergangenheit zu versetzen. Ein einziger Bissen eines beliebten, nicht altersgemäßen Leckerbissens kann eine Flut von Erinnerungen und Gefühlen hervorrufen und uns wieder mit unserer Geschichte verbinden. Dieses Wunder ist nicht auf bestimmte Gerichte beschränkt; es kann auch mit den Ritualen und Traditionen verbunden sein, die mit Essen verbunden sind.

Denken Sie an die Erwartungen und die Aufregung, die Urlaubsreflexionen mit sich bringen. Der Geruch von Zitronensaft an Thanksgiving oder der Duft frisch angezündeter Weihnachtskerzen können uns unaufhörlich in die Wärme und Behaglichkeit von Familientreffen entführen. Diese Traditionen erzeugen ein Gefühl der Beständigkeit und Verbundenheit mit unserer Geschichte und geben uns Halt in einer Welt, die sich ständig verändert.

Die dunkle Seite: Emotionales Essen:

Während Essen Trost und Freude spenden kann, kann es auch eine Quelle emotionaler Qual sein. Emotionales Essen, ein Wunder, bei dem Menschen Nahrung nutzen, um mit negativen Gefühlen wie Stress, Angst oder Traurigkeit umzugehen, ist ein komplexes Problem, das viele Menschen betrifft. Anstatt sich mit den Grundursachen ihrer Gefühle auseinanderzusetzen, nutzen manche Menschen möglicherweise die Nahrung als vorübergehenden Zufluchtsort.

Das Verständnis der Beziehung zwischen Essen und Gefühlen ist von entscheidender Bedeutung für den Umgang mit emotionalem Essen. Es ist wichtig, zu feiern, wenn Essen als Stärkung verwendet wird, und nach gesünderen Wegen zu suchen, mit negativen Gefühlen umzugehen. Dazu kann es gehören, Wege zur Sensibilisierung zu entwickeln, die Unterstützung eines Therapeuten in Anspruch zu nehmen oder unverzichtbare Möglichkeiten zur Bewältigung von Stress und Angst auszuprobieren.

Abschluss:

Zusammenfassend lässt sich sagen, dass Essen ein wichtiger Auslöser von Gefühlen ist. Vom beruhigenden Genuss von Wohlfühlspeisen über die Freude an künstlerischen Festen bis hin zur bittersüßen Portion Nostalgie hat Essen einen tiefgreifenden Einfluss auf unser Gefühlsleben. Es ist wichtig, die Rolle zu würdigen, die Essen für unser emotionales Wohlbefinden spielt, und eine gesunde Beziehung zu dem, was wir essen, zu pflegen. Indem wir den Zusammenhang zwischen Nahrung und Gefühlen verstehen, können wir ihre Kraft nutzen, um nicht nur unseren Körper, sondern auch unsere Seele zu nähren. Wenn Sie also das nächste Mal ein saftiges

Gericht genießen, nehmen Sie sich einen Moment Zeit, um die Gefühle zu würdigen, die es in Ihnen hervorruft, und lassen Sie das Essen eine Quelle der Freude und Verbindung in Ihrem Leben sein.

10:
B-Vitamine und Harmonie des Nervensystems

Das Nervensystem ist ein komplexes und kompliziertes Netz aus Zellen, Neurotransmittern und Bahnen, die für die Koordinierung von freiwilligem und unfreiwilligem Verhalten verantwortlich sind. Dazu gehören Muskelbewegungen, Reaktionen auf Umweltreize, Gedächtnisbildung und tatsächlich die Stimmungsregulierung. Wie alle Systeme im Körper benötigt auch das Nervensystem essentielle Nährstoffe, um optimal zu funktionieren. Zu diesen essentiellen Nährstoffen gehören die B-Vitamine, eine Gruppe wasserlöslicher Vitamine, die bekanntermaßen eine wichtige Rolle bei der Aufrechterhaltung der Harmonie des Nervensystems spielen.

B-Vitamine: (Eine Übersicht)

Der Begriff „B-Vitamine" bezieht sich auf eine Gruppe von acht wasserlöslichen Vitaminen, die eine wichtige Rolle im Zellstoffwechsel spielen. Sie beinhalten

1. B1 (Thiamin)
2. B2 (Riboflavin)
3. B3 (Niacin)
4. B5 (Pantothensäure)
5. B6 (Pyridoxin)
6. B7 (Biotin)
7. B9 (Folsäure oder Folsäure)
8. B12 (Cobalamin)

Jedes dieser Vitamine hat seine eigenen Funktionen im Körper, sie wirken jedoch häufig gemeinsam. Da sie wasserlöslich sind, speichert der Körper sie nicht in großen Mengen, sodass eine regelmäßige Zufuhr unerlässlich ist.

Rolle im Nervensystem:

Mehrere B-Vitamine sind direkt an der Funktion des Nervensystems beteiligt:

Thiamin(B1): Es unterstützt die Launenfunktion und die Produktion von

Neurotransmittern. Eine Insuffizienz kann zu einer Erkrankung namens Beriberi führen, die das zusätzliche Nervensystem beeinträchtigt.

Niacin(B3): Essentiell für die DNA-Formung und das Produkt stress- und koitusbedingter Hormone in den Nebennieren. Eine schwere Insuffizienz führt zu Pellagra, die neurologische Symptome wie Perversität und innere Verwirrung hervorrufen kann.

Pyridoxin(B6): Integraler Bestandteil der Bildung von Neurotransmittern, einschließlich Serotonin, Dopamin und Gamma-Aminobuttersäure (GABA). Eine Unzulänglichkeit kann sich in Perversität, Depression und Unwohlsein auswirken.

Folsäure (B9): Spielt eine Rolle bei der DNA- und RNA-Verschmelzung, die für die schnelle Zellteilung und das Wachstum von Launenzellen, insbesondere während der Schwangerschaft, von entscheidender Bedeutung ist. Sein Mangel kann bei Babys zu Neuralrohrfäule führen.

Cobalamin(B12): Unverzichtbar für die Aufrechterhaltung der Myelinhülle, die die Filamente der Whim-Whams umgibt und schützt. Eine Insuffizienz kann spontane Schäden und Erkrankungen wie zusätzliche Neuropathie hervorrufen.

Die Harmonie des Nervensystems:

Wenn wir uns auf die „Harmonie" des Nervensystems beziehen, sprechen wir von der Fähigkeit des Systems, auf ausgewogene und effektive Weise zu dienen. Diese Harmonie ist wichtig für

1. *Kognitive Funktionen:*

Gedächtnis, Entscheidungsfindung, Lese- und Schreibfähigkeit und Aufmerksamkeit.

2. *Emotionale Regulierung:*

Stressbewältigung, Stimmungsstabilisierung und Angstreduzierung.

3. *<u>Sensomotorische Koordination:</u>*

Muskelzusammenarbeit, sensible Eingabeverarbeitung und Reflexverhalten.

Eine ausgewogene Zufuhr von B-Vitaminen sorgt für die Harmonie des Nervensystems, indem sie die Verschmelzung von Neurotransmittern fördert, die Gesundheit der Zellen erhält und die Stoffwechselprozesse des Nervensystems unterstützt.

Störung der Harmonie:

Ein Mangel an B-Vitaminen kann diese Harmonie stören und zu einer Reihe neurologischer und psychiatrischer Symptome führen. Dazu können Gedächtnisschwächen, affektive Erkrankungen, Launenschmerzen oder sogar degenerative Erkrankungen im Laufe der Zeit gehören. Obwohl der Körper diese Vitamine benötigt, kann eine übermäßige Zufuhr auch gefährlich sein. Beispielsweise kann ein Übermaß an Vitamin B6 spontane Schäden hervorrufen, die zu Gleichgültigkeit und Muskelschwäche führen.

Sicherstellung einer akzeptablen Aufnahme:

Um sicherzustellen, dass Sie ausreichend B-Vitamine erhalten:

1. *Diversifizieren Sie Ihre Ernährung:*

Integrieren Sie eine Mischung aus Fleisch, Milchprodukten, Eiern, üppiger Flora, Hülsenfrüchten und Vollkornprodukten.

2. *Erwägen Sie eine Nahrungsergänzung:*

Besonders wenn Sie bestimmte Diäten einhalten, wie z. B. Veganismus, zählen möglicherweise einige B-Vitamin-Quellen dazu. Konsultieren Sie dennoch immer einen Arzt, bevor Sie mit der Einnahme von Nahrungsergänzungsmitteln beginnen.
3. * Begrenzen Sie den Alkoholkonsum * Alkohol kann die Versorgung mit B-Vitaminen und den Stoffwechsel beeinträchtigen.

Abschluss:

Der Zusammenhang zwischen B-Vitaminen und der Harmonie des Nervensystems ist kompliziert. Eine akzeptable und ausgewogene Zufuhr dieser essentiellen Nährstoffe kann einen großen Beitrag zur Förderung der kognitiven, emotionalen und sensomotorischen Gesundheit leisten. Da das Nervensystem für unsere Reaktionen und Reaktionen von zentraler Bedeutung ist, kann die Priorisierung dieser Vitamine die Lebensqualität deutlich verbessern.

11:
Kulinarische Kreativität: Kochen für Freude und Wohlbefinden

In einer Welt voller Fast-Food-Ketten und Fertiggerichte fühlt sich die Kochkunst manchmal wie ein Relikt der Geschichte an. Dennoch bleibt die Küche einer der tiefgreifendsten Räume, in denen Kunst auf Notwendigkeit, Leidenschaft auf Essen und Kreativität auf Gutes trifft. Die Küche mit ihren unzähligen Aromen, Texturen und Zubereitungsarten bietet ein sensibles, reichhaltiges Öl, das die Stimmung heben, den Körper nähren und den Geist anregen kann.

Die heilende Natur des Kochens:

Für viele ist der bloße Akt des Kochens eine nachdenkliche Übung. Das metrische Zerkleinern von Gemüse, das Rascheln von Zwiebeln im Gesicht und der süße Hauch von Gewürzen, die sich in der Luft vermischen, können ebenso wohltuend sein wie eine Sitzung mit tiefer Atmung oder Yoga. Wenn Sie Ihre Hände einsetzen und Ihre Sinne eintauchen, wird die Handlung zu einer Form der Bewusstheit. Durch die Bindung an die Gegenwart – den Geschmack, den Geruch, den Sinn für Bestandteile – können Knochen dem Stress der Außenwelt schnell entfliehen.

Außerdem kann die taktile Natur von Nahrungsmittelmedikamenten das Gehirn auf eine Weise stimulieren, die andere Konditionierungen nicht können. Beim Kneten von Teig geht es beispielsweise nicht nur um die Zubereitung von Teig oder Pizza; Es ist eine körperliche Erfahrung, die den Druck von den Muskeln löst und tatsächlich Erinnerungen oder Gefühle im Zusammenhang mit Essen weckt.

Kreativität und Entdeckung:

Beim Kochen ist das Experimentieren ebenso wichtig wie das Folgen von Modetrends. Die Küche wird zum Labor eines Alchemisten, in dem eine Portion davon und eine Prise davon die ersten Zutaten in ein kulinarisches Meisterwerk verwandeln können. Haben Sie schon einmal versucht, Ihrer Spaghettisauce einen Hauch Zimt oder Ihrem Haze einen Spritzer Kokosmilch hinzuzufügen? Diese kleinen Glücksspiele außerhalb der „Formbox" können zu erfreulichen Entdeckungen führen.

Kreativität in der Küche beschränkt sich nicht nur auf Aromen; es erstreckt sich auf Texturen, Farben und Spende. Die leuchtenden Farben eines Sommersalats, das seidige Gefühl eines Abschaums oder die ziegelfarbene Subkaste auf einer Crème Brûlée – all das zeugt von der multisensorischen Erfahrung, die das Kochen bietet.

Die Freude am Teilen:

Einer der befriedigendsten Aspekte kulinarischer Kreativität ist die Freude am Teilen. Ein Chaos, egal wie einfach es ist, wird zu einem Ausdrucksmittel, einer Geste der Liebe, Fürsorge und Gastfreundschaft. Der Akt des gemeinsamen Essens, sei es mit der Familie, mit Musketieren oder auch mit Nicht-Einheimischen, fördert die Verbindung und die Gemeinschaft. In zahlreichen Gesellschaften bedeutet das Anbieten von Essen, ein Stück des eigenen Herzens anzubieten, wodurch der Esstisch zu einem heiligen Ort wird, an dem Bindungen gepflegt und Erinnerungen geschaffen werden.

Kochen zum Wohlfühlen:

Abgesehen von den emotionalen und spirituellen Vorteilen bietet das Kochen aus Schaben auch einen spürbaren Vorteil für die körperliche Gesundheit. In einer Zeit, in der wiederverwendete Lebensmittel mit Konservierungsstoffen, Zucker und ungesunden Fetten beladen sind, stellt die Berücksichtigung Ihrer Bestandteile sicher, dass das, was in Ihren Körper gelangt, gesund und nahrhaft ist. Durch die Wahl frischer Zutaten und die Kontrolle der Mengen an Watte, Zucker und Fetten kann man die Gerichte an bestimmte gesundheitliche Anforderungen und Vorlieben anpassen.

Darüber hinaus kann das Kochen eine tiefere Wertschätzung für Lebensmittel wecken. Das Verständnis des Prozesses eines Gerichts, von den rohen Zutaten bis zum letzten Teller, kann einen bewussteren Umgang mit dem Essen fördern. Dieses Wissen kann wiederum eine bessere Verdauung fördern, Völlerei reduzieren und das kulinarische Erlebnis insgesamt verbessern.

Kulinarische Herausforderungen als Wachstumschancen:

Jeder Koch, ob Neuling oder Experte, steht vor Herausforderungen. Vielleicht ist es ein Soufflé, das nicht aufgehen will, eine Soße, die sich auflöst, oder Aromen, die sich einfach nicht vermischen. Dennoch sind diese Hürden getarnte Wachstumschancen. Sie regen zum Erkunden an, spornen zu weiteren Versuchen an und, was am wichtigsten ist, fördern die Anpassungsfähigkeit. Die Niederwerfung ähnlicher Herausforderungen kann zu einem

Erfolgserlebnis führen, das einzigartig befriedigend ist.

Die Seele und den Geist nähren:

Küche ist im Wesentlichen ein ganzheitliches Erlebnis. Dabei geht es nicht nur darum, den Magen zu füllen, sondern auch darum, Seele und Geist zu nähren. Wenn man es mit Begeisterung und Neugier angeht, kann es zu einer Klangentdeckungsreise werden. Moden, die über Generationen weitergegeben wurden, können als Grundlage für das eigene Erbe dienen, während das Probieren von Gerichten aus verschiedenen Regionen der Welt einen Vorgeschmack auf neue Gesellschaften und Traditionen bieten kann.

Abschluss:

In der Mischung aus Geschmacksrichtungen, Düften und Texturen erweist sich das Kochen als ein Fest des Lebens selbst. Es ist ein Raum, in dem der Kreativität keine Grenzen gesetzt sind und in dem Freude und Gutes in einer angenehmen Kreation vereint sind. Ganz gleich, ob Sie ein Hobbykoch auf der Suche nach einer Abwechslung oder ein erfahrener Koch auf der Suche nach neuen Herausforderungen sind: Die Küche erwartet Sie mit offenen Armen und ist bereit, sich auf ein kulinarisches Abenteuer einzulassen, das über den Teller hinausgeht.

12:
Nährende Neurotransmitter: Essen und Glück

Es heißt oft: „Du bist, was du isst", und neuere wissenschaftliche Entdeckungen verleihen diesem Wort mehr Glaubwürdigkeit denn je. Der Zusammenhang zwischen Essen und Stimmung ist nicht nur anekdotisch; es ist biochemisch miteinander verflochten. Im Mittelpunkt dieser Beziehung stehen Neurotransmitter, die chemischen Botenstoffe in unserem Gehirn, die Gefühle, Stimmung, Appetit und viele andere Funktionen regulieren. Lassen Sie uns untersuchen, wie sich bestimmte Lebensmittel auf die Situation bestimmter Neurotransmitter und damit auf unser Glücksgefühl auswirken.

1. *Serotonin, der Stimmungsregulator:*

Lebensmittel zur Steigerung des Serotonins: Truthahn, Eier, Müll, Tofu, Lachs, Nüsse, Samen und Bananen.

Serotonin, oft als „Wohlfühl-Neurotransmitter" bezeichnet, ist für die Aufrechterhaltung der Stimmungsbalance von entscheidender Bedeutung. Ein Mangel kann zu Depressionen führen. Tryptophan, eine Aminosäure, die in zahlreichen proteinreichen Lebensmitteln vorkommt, ist eine Vorstufe von Serotonin. Der Verzehr dieser Lebensmittel kann dazu führen Erhöhen Sie den Serotoninspiegel im Gehirn und fördern Sie ein Gefühl von Ruhe, Glück und Wohlbefinden.

2.: *Dopamin Der Preis- und Genussbote:*

Lebensmittel zur Steigerung des Dopaminspiegels: Sparen Sie Fleisch, Fisch, Eier, Milchprodukte, Saft und Nüsse.

Dopamin wird mit Vergnügen, Preis und Provokation in Verbindung gebracht. Es ist die Eile, die man verspürt, nachdem man etwas erreicht hat, oder die Freude über ein angenehmes Durcheinander. Tyrosin, eine in zahlreichen Proteinen vorkommende Aminosäure, ist ein Baustein für Dopamin. Das Einfrieren einer tyrosinreichen Ernährung kann möglicherweise die Stimmung heben und Situationen provozieren.

3. *GABA (Gamma-Aminobuttersäure), das beruhigende Mittel:*

Lebensmittel zur Steigerung von GABA: Vollkorn, Saft, Linsen, Mandeln, Beeren und Spinat.

GABA dient als hemmender Neurotransmitter, d. h. es beruhigt unvorhergesehene Anstrengungen. Es wirkt als natürliches Schmerzmittel des Gehirns und löst Leidenschaften der Entspannung aus und lindert Ängste. Lebensmittel, die reich an Magnesium und Vitamin B6 sind, können die GABA-Produktion fördern und so möglicherweise Stress- und Angstgefühle reduzieren.

4. *Endorphine: Die natürlichen Anodyne des Körpers:*

Lebensmittel zur Steigerung der Endorphine: Scharfe Speisen, dunkle Schokolade und Erdbeeren.

Endorphine werden als Reaktion auf Schmerzen oder Stress ausgeschüttet und helfen, unangenehme Gefühle zu lindern. Sie erzeugen ein ekstatisches Gefühl, ähnlich dem, das Opioide hervorrufen. Scharfe Lebensmittel können aufgrund der Capsaicin-Emulsion die Freisetzung von Endorphinen auslösen. Außerdem enthält dunkle Schokolade Phenylethylamin, das den Endorphinspiegel steigern kann.

5. *Acetylcholin, der Lern- und Gedächtnisverstärker:*

Lebensmittel zur Steigerung des Acetylcholins: Eier, Leber, Milchprodukte, Erdnüsse und Sojabohnen.

Acetylcholin spielt eine wichtige Rolle bei kognitiven Funktionen wie Gedächtnis und Lese- und Schreibfähigkeit. Cholin kommt in zahlreichen Lebensmitteln vor und ist eine Vorstufe von Acetylcholin. Die Vereisung akzeptabler Eingaben kann möglicherweise die kognitiven Prozesse und die Klarheit des Studiums verbessern.

Ausgewogene Ernährung Ein ausgeglichener Geist:

Während es verlockend ist, sich auf bestimmte Lebensmittel zu konzentrieren, um bestimmte Neurotransmitter zu steigern, ist es wichtig, sich die Bedeutung einer ausgewogenen Ernährung in Erinnerung zu rufen. Der Verzehr verschiedener Nährstoffe sorgt für eine optimale Gehirngesundheit. Wenn man sich zu sehr auf eine einzelne Lebensmittelgruppe verlässt, kann es zu Ungleichgewichten kommen, die die Vorteile zunichtemachen können.

Abschluss:

Der komplizierte Zusammenhang zwischen Essen und Glück unterstreicht die Bedeutung heilsamer Entscheidungen. Ernährungsneurotransmitter können durch eine bewusste Auswahl der Lebensmittel den Weg für eine bessere Stimmung, eine geringere Depressionsgefahr und ein allgemeines inneres Wohlbefinden ebnen. Während die Weisheit weiterhin die unzähligen Auswirkungen von Nahrungsmitteln auf unsere Gefühle aufdeckt, ist eines sicher: Was wir konsumieren, spielt eine entscheidende Rolle dabei, wie wir uns fühlen. Wenn Sie also das nächste Mal nach einem Snack greifen, erinnern Sie sich daran, dass Sie damit nicht nur Ihren Körper ernähren, sondern auch Ihren Geist.

13:
Die Mittelmeerdiät: Ein Rezept für ein freudiges Leben

Das Mittelmeer mit seinem azurblauen Wasser war Zeuge des Aufstiegs und Niedergangs von Konglomeraten, der Entstehung von Gesellschaften und der Entwicklung einer Ernährung, die nicht nur den Körper nährt, sondern auch den Geist belebt. Die Mittelmeerdiät mit ihrem Schwerpunkt auf frischem Obst, Gemüse, Vollkornprodukten und gesunden Fetten ist ein Beweis für jahrhundertealte kulinarische Traditionen, gepaart mit einem tiefen Verständnis für die natürlichen Vorteile der Bestandteile. Es geht nicht nur um Essen; Es ist eine Lebensweise, die Leben, Gesundheit und Lebensfreude verspricht.

1. *Ursprünge und Entwicklung:*

Die Mittelmeerdiät hat ihre Wurzeln in den gesunden Ernährungsgewohnheiten der Mittelmeeranrainerstaaten, darunter Spanien, Italien, Griechenland und Südfrankreich. Die natürliche Fülle der Region, kombiniert mit den unterschiedlichen künstlerischen Einflüssen, hat zu einer Ernährung geführt, die reich an Aromen, Texturen und Nährstoffen ist. Olivenbäume gedeihen, Stationen erstrecken sich über sanfte Hügel und das Meer bietet seine Reichtümer – all das trägt zu einer sowohl saftigen als auch gesunden Speisekarte bei.

2. *Kernkomponenten:*

Die Stärke der Mittelmeerdiät liegt in ihrer Einfachheit. Es betont

-Früchte und Gemüse: Die Grundlage jeder Sauerei mit einer Fülle an Farben, Aromen und essentiellen Nährstoffen.

- Vollkorn: Brot, Nudeln und Urgetreide wie Farro und Bulgur spenden Energie und heilsame Ballaststoffe.

- **Gesunde Fette:**Olivenölmalerei, freihändig in der Küche verwendet und beträufelt, liefert einfach ungesättigte Fette, die heilsam für die Herzgesundheit sind. Auch Nüsse und Samen liefern essentielle Fettsäuren und Proteine.

- **Schlanke Proteine:**Frischer Fisch und Meeresfrüchte liefern bei regelmäßigem Verzehr Omega-3-Fettsäuren, während Fleisch, Eier und Milchprodukte die Aufnahme von Omega-3-Fettsäuren fördern
(insbesondere Joghurt und Müll) liefern frische Proteinquellen.

- **Hülsenfrüchte:**Kichererbsen, Linsen und Saft liefern Eiweiß, Ballaststoffe und eine Vielzahl an Vitaminen und Mineralstoffen.

- **Kräuter und Gewürze:**Anstelle von Tupfern werden in der mediterranen Küche Soßen wie Basilikum, Rosmarin und Oregano sowie Gewürze wie Safran und Paprika zum Würzen von Gerichten verwendet.

- **Moderater Weinkonsum:**Traditionell werden die Mahlzeiten von einem kleinen

Glas Rotwein begleitet, dem eine positive Wirkung auf das Herz-Kreislauf-System zugeschrieben wird.

3. <u>Über die Ernährung hinaus eine Lebenseinstellung:</u>

Das Besondere an der Mittelmeerdiät ist, dass sie mehr beinhaltet als nur das, was auf dem Teller steht. Es geht um

- **Fröhliches Essen:**Reflektionen sind eine Zeit der Feierlichkeiten, an denen häufig die Familie und die Musketiere teilnehmen, bei denen man sich über jeden Bissen freut und die Gesellschaft genießt.

- **Physische Aktivität:**Ob beim Spaziergang durch Olivenhaine, beim Tanzen bei einem urigen Jubiläum oder bei der Feldarbeit: Bewegung ist in den Alltag integriert.

- **Achtsamkeit:**Von der Auswahl der frischesten Zutaten auf Wunsch bis hin zum Kochen und Essen herrscht ein Gefühl der Präsenz und Wertschätzung.

4. _Vorteile für die Gesundheit:_

Die positiven Auswirkungen der mediterranen Ernährung auf die Gesundheit werden ausführlich gewürdigt

- Herz Gesundheit: Zahlreiche Studien haben gezeigt, dass es das Risiko von Herz-Kreislauf-Erkrankungen verringern kann, indem es den Cholesterinspiegel, den Blutdruck und Entzündungen verbessert.

- Gehirngesundheit: Die Kombination aus Antioxidantien, gesunden Fetten und Vitaminen kann vor kognitivem Verfall und Wahnsinn schützen.

- Gewichtsmanagement: Der Fokus auf vollwertige, unverarbeitete Lebensmittel und eine bewusste Ernährung können dabei helfen, ein gesundes Gewicht zu halten.

- Langlebigkeit: Einige der langlebigsten Populationen der Welt stammen aus dem Mittelmeerraum, und ihre Ernährung ist ein wesentlicher Faktor.

5. *Den mediterranen Lebensstil genießen:*

Sich für die mediterrane Lebensweise einzusetzen, bedeutet mehr als nur heilsame Veränderungen

- **Zuhause kochen:**Nehmen Sie an der Freude teil, Gerichte zuzubereiten, neue Moden zu entdecken und die Früchte Ihrer Arbeit zu genießen.

- **Gemeinschaft:**Teilen Sie Ihre Gedanken mit Ihren Liebsten, bauen Sie Verbindungen auf und pflegen Sie diese.

- **Bleibe aktiv:**Finden Sie Konditionierung, die Ihnen gefällt, sei es Tanzen, Spazierengehen oder Gartenarbeit, und integrieren Sie sie in Ihre Routine.

- **Genießen Sie den Moment:**Machen Sie es langsamer, schätzen Sie die Schönheit um Sie herum und seien Sie in jedem Moment präsent.

6. *Ein Vorgeschmack auf das Mittelmeer:*

Um den Reiz der Mittelmeerdiät wirklich zu verstehen, muss man sich mit ihren Gerichten auseinandersetzen

- **Griechischer Salat:**Eine anregende Mischung aus Tomaten, Gurken, Oliven, Feta-Resten und Saucen, gesprenkelt mit Olivenölmalerei.

- **Paella:**Ein spanisches Reisgericht voller Aromen von Safran, Gemüse und einer Mischung aus Meeresfrüchten.

- **Ratatouille:**Ein französischer Eintopf aus Auberginen, Zucchini, Paprika und Tomaten, verwöhnt mit Olivenöl und Saucen.

- **Hummus:**Eine delikate Mischung aus Kichererbsen, Tahini, Bombe und Knoblauch, perfekt zum Dippen oder Verteilen.

Abschluss:

Die mediterrane Ernährung ist eine Symphonie aus Geschmacksrichtungen, Texturen und Aromen, die Körper und Seele nährt. Es ist ein Fest der einfachen Freuden des Lebens, frisches Essen, gute Gesellschaft und die Freude, im Einklang mit der Natur zu leben. Während wir uns mit den Komplikationen des hochmodernen Lebens auseinandersetzen, bietet der mediterrane Lebensstil nicht nur eine Möglichkeit für gesunde Ernährung, sondern auch für ein Leben voller Freude, Sinn und Wohlbefinden.

14:
Antioxidantien und geistige Belastbarkeit

Im heutigen Bereich der Gesundheit und des Wohlbefindens werden Antioxidantien häufig in den Fokus gerückt, da sie schädliche Substanzen, sogenannte freie Radikale, zerstören können, die Zellschäden hervorrufen können. Während ihr Beitrag zur körperlichen Gesundheit allgemein anerkannt ist, erforscht eine dringende Forschungsgruppe den faszinierenden Zusammenhang zwischen Antioxidantien und innerer Anpassungsfähigkeit. Dieser Inhalt soll diesen Zusammenhang interpretieren und detailliert beschreiben, wie diese wichtigen Verbundstoffe den sterblichen Geist gegen zerebralen Stress und kognitiven Verfall stärken können.

1. *Antioxidantien verstehen:*

Antioxidantien sind Partikel, die die Oxidation anderer Partikel hemmen und daher das Produkt freier Revolutionäre ausschließen. Diese freien Revolutionäre können eine Kettenreaktion auslösen, die Zellen schädigt. Der Körper produziert auf natürliche Weise einige Antioxidantien und nimmt sie auch aus der Nahrung auf, insbesondere aus Obst, Gemüse, Nüssen und bestimmten Fleischsorten.

2. *Das Gehirn ist ein verletzliches Organ:*

Das Gehirn ist aufgrund seines hohen Sauerstoffverbrauchs, seines hohen Lipidgehalts und seiner relativ geringen antioxidativen Abwehrkräfte besonders anfällig für oxidativen Stress. Im Laufe der Zeit kann oxidativer Stress die neuronale Funktion und Integrität beeinträchtigen und sogar zum Zelltod führen. Diese Anfälligkeit hat dazu geführt, dass das Gehirn bei der Erforschung der Abwehrkräfte von

Antioxidantien einen hohen Stellenwert einnimmt.

3. *Der Zusammenhang zwischen oxidativem Stress und psychischer Gesundheit:*

Gewohnheitsmäßiger oxidativer Stress wird zunehmend mit vielfältigen inneren Gesundheitsproblemen wie Depressionen, Angstzuständen und bestimmten neurodegenerativen Erkrankungen in Verbindung gebracht. Der gemeinsame Link? Entzündung. Eine gewohnheitsmäßige Entzündung im Gehirn, die teilweise durch oxidativen Stress verursacht wird, kann die Neurotransmitterbahnen stören, die synaptische Funktion beeinträchtigen und tatsächlich neuronale Strukturen schädigen.

4. *Antioxidantien als neuroprotektive Wirkstoffe:*

Es gibt immer mehr Belege dafür, dass Antioxidantien aufgrund ihrer Fähigkeit, oxidativen Stress zu reduzieren, neuroprotektiv wirken können. Für Fall

- **Vitamin E:**Vitamin E kommt häufig in Nüssen, Samen und Spinat vor und hat sich als wirksam erwiesen, um kognitiven Verfall zu verhindern, insbesondere bei älteren Erwachsenen.

- **Vitamin C:**Es wurde beobachtet, dass Vitamin C, das im Allgemeinen aus Zitrusfrüchten, Paprika und Erdbeeren gewonnen wird, die Stimmung verbessert und stressbedingte Gehirnstörungen ausgleicht.

- **Polyphenole:**Diese Verbundstoffe, die in Lebensmitteln wie Beeren, Tee und dunkler Schokolade reichlich vorhanden sind, wirken sich nachweislich positiv auf die kognitive Funktion und die Stimmung aus.

5. *Mentale Belastbarkeit: Jenseits der Erkenntnis:*

Unter geistiger Anpassungsfähigkeit versteht man die Fähigkeit, angesichts von Widrigkeiten psychisch robust zu bleiben. Dabei geht es nicht nur um das Fehlen innerer Gesundheitsprobleme, sondern um die visionäre Fähigkeit, sich von Herausforderungen zu erholen. Oxidativer Stress kann es für den Einzelnen schwieriger machen, mit Stressfaktoren umzugehen, und dadurch die Anpassungsfähigkeit verringern.

Doch wie spielen Antioxidantien eine Rolle?

6. *Abfederung der Auswirkungen von psychischem Stress:*

Stress erhöht das Produkt freier Revolutionäre. Antioxidantien können dazu beitragen, das Gehirn gegen die negativen Auswirkungen dieser stressüberzeugten Revolutionäre abzufedern und so möglicherweise die Auswirkungen von Gehirnstress zu reduzieren.

Eine Studie an Lebewesen, die gewohnheitsmäßigem sozialem Stress ausgesetzt waren, ergab, dass diejenigen, deren Ernährung reich an Antioxidantien war, weniger Anzeichen von Angstzuständen und Depressionen zeigten. Auch wenn beim Menschen weitere Untersuchungen erforderlich sind, liefern diese Ergebnisse eine überzeugende Untermauerung der impliziten Rolle von Antioxidantien bei der Steigerung der inneren Anpassungsfähigkeit.

7. _Antioxidantien und Alterung:_

Mit dem Alter geht häufig ein natürlicher Rückgang der inneren Anpassungsfähigkeit einher. Der altersbedingte kognitive Rückgang wird unvollständig auf erhöhten oxidativen Stress zurückgeführt. Die regelmäßige Zufuhr von Antioxidantien über die Ernährung oder Nahrungsergänzung kann dazu beitragen, diese Effekte auszugleichen und eine längere Dauer der inneren Klarheit und Anpassungsfähigkeit zu fördern.

8. _Der ausgewogene Ansatz:_

Es ist wichtig zu beachten, dass Antioxidantien zwar heilsam sind, das Gleichgewicht jedoch entscheidend ist. Extrem hohe Boli, insbesondere durch Nahrungsergänzungsmittel, können gelegentlich zu unwirksamen Ergebnissen führen. Daher ist eine ausgewogene Ernährung, reich an verschiedenen

Antioxidantien aus natürlichen Quellen, der ideale Ansatz.

Abschluss:

Das Zusammenspiel zwischen Antioxidantien und innerer Anpassungsfähigkeit ist ein bahnbrechendes Thema in der Neurowissenschaft und Psychologie. Während wir noch dabei sind, die Komplikationen dieser Beziehung zu entschlüsseln, sind die potenziellen Auswirkungen auf präventive Strategien zur inneren Gesundheit immens. Die Aufnahme antioxidantienreicher Lebensmittel in die Ernährung der Knochen könnte nicht nur ein Weg zu körperlicher Vitalität sein, sondern auch eine Grundlage für innere Ballaststoffe. Mit fortschreitender Erkundung können wir weitere verfeinerte Empfehlungen erwarten, wie man diese wirkungsvollen Verbundwerkstoffe im Dienste eines flexiblen Geistes nutzen kann.

15:
Ein ganzheitlicher Ansatz: Nahrung, Geist und dauerhaftes Glück

Glück, dessen Streben eine zeitlose Jagd war, wird häufig als Ergebnis bestimmter Errungenschaften oder des Besitzes greifbarer Mittel missverstanden. Dennoch ist wahres und anhaltendes Glück nicht nur ein Produkt von Erfolgen, sondern ein Zusammenspiel zwischen unserem Geist, unserem Körper und den Entscheidungen, die wir treffen. Unter diesen Entscheidungen haben die Lebensmittel, die wir konsumieren, und die Studien, die wir betreiben, einen tiefgreifenden Einfluss auf unser allgemeines Wohlbefinden.

Die Kraft der Nahrung:

Unser Körper ist wie eine hochentwickelte Maschine, bei der jeder Teil bestimmte Energien benötigt, um seine volle Wirkung zu entfalten. Diese

"Energien" kommen in Form von Nährstoffen, die wir über unsere Nahrung aufnehmen. Die Lebensmittelauswahl, die wir im Moment treffen, wirkt sich nicht nur auf unsere körperliche Gesundheit aus, sondern spielt auch eine entscheidende Rolle für unser inneres Wohlbefinden.

Beispielsweise hat sich gezeigt, dass eine Ernährung, die reich an Omega-3-Fettsäuren ist und in Fisch wie Lachs enthalten ist, die Symptome einer Depression lindert. Tryptophan, eine Aminosäure, die in Zitronen, Nüssen und Samen vorkommt, erhöht den Serotoninspiegel und wirkt stimmungsstabilisierend. Probiotikareiche Lebensmittel wie Joghurt verbessern die Darmgesundheit, was in direktem Zusammenhang mit dem inneren Wohlbefinden steht.

Andererseits kann der übermäßige Verzehr von wiederverwendeten Lebensmitteln und Zucker zu Stimmungsschwankungen und einem allgemeinen Gefühl der Mattigkeit führen. Dabei geht es nicht nur um die „Kalorien", sondern auch um die „Informationen", die diese Lebensmittel enthalten. Jeder Biss kommuniziert mit unserer DNA und beeinflusst unser Krankheitsrisiko und damit unseren inneren Zustand.

Geistige Ernährung:

So wie unser Körper nahrhafte Nahrung braucht, sehnt sich auch unser Geist nach positiver Stimulation. Das Wort „Du bist, was du isst" kann treffend sein geändert zu „Du bist, was du annimmst." Gewohnheitsstress, negative Denkmuster und der Kontakt mit giftigen Umgebungen oder Verbindungen können sich ebenso schädlich auf unser Glück auswirken wie eine schlechte Ernährung.

Kontemplation, Bewusstseinspraktiken und kognitive Verhaltensheilmittel sind Werkzeuge, die uns die Kraft geben, unser Studium neu zu gestalten. So wie wir unseren Körper entgiften, ist die gelegentliche Entgiftung des Geistes von entscheidender Bedeutung. Dazu gehört es, sich von der digitalen Welt zu befreien, Dankbarkeit zu üben und Verbindungen zu pflegen, die uns tragen.

Ein weiterer wesentlicher Aspekt der inneren Ernährung ist die ununterbrochene Alphabetisierung und das Wachstum. Ein stagnierender Geist erzeugt Unmut. Die Freude, etwas Neues zu lernen, sich einer Herausforderung zu stellen oder sich einfach nur einem Steckenpferd zu widmen, nährt unser natürliches Bedürfnis nach Fortschritt und hält unsere inneren Fähigkeiten wach.

Die Integration von Nahrung und Geist für dauerhaftes Glück:

Ein ganzheitlicher Ansatz zum Glück besteht darin, die komplexe Kotillion zwischen unserem Geist und unserer Nahrung zu würdigen. Anstatt sie als zwei getrennte Realitäten zu behandeln, müssen wir ihre gegenseitige Abhängigkeit verstehen.

1. _Achtsames Essen:_ Anstatt sich vor dem Fernseher mit Essen vollzustopfen, sollten Sie sich bewusst ernähren. Schätzen Sie die Farben, Texturen und Aromen. Verstehen Sie, woher Ihr Essen kommt und welchen Weg es zurückgelegt hat, um Ihren Teller zu erreichen. Dies erhöht nicht nur die Freude am Essen, sondern fördert auch die Verdauung und hilft bei der Auswahl gesünderer Lebensmittel.

2. _Denkanstöße:_ Es ist wichtig, unsere Intelligenz mit den richtigen Nährstoffen zu versorgen, um Klarheit beim Lernen, Konzentration und emotionales Gleichgewicht zu gewährleisten. Nährstoffe wie Omega-3-Fettsäuren, in Beeren enthaltene Antioxidantien und Mineralien wie Zink und Magnesium spielen eine wichtige Rolle bei kognitiven Funktionen.

3. _Gehirnfördernde Konditionierung:_ Konditionierungen, die unser Gehirn herausfordern, wie Mystifikationen, Lesen oder das Erlernen einer neuen Fähigkeit, sorgen dafür, dass neue Neuronen entstehen. Kombinieren Sie dies mit einer ausgewogenen Ernährung, und Sie haben den Grundstein für ein gesundes und glückliches Gehirn gelegt.

4. _Übung:_ Körperliche Anstrengung ist die Schnittstelle zwischen Geist und Nahrung. Durch körperliche Betätigung werden Endorphine freigesetzt, die natürliche Stimmungsaufheller sind. Eine einfache Handlung wie Gehen kann die Kreativität steigern, Ängste abbauen und das Gedächtnis verbessern. Wenn es mit der richtigen Ernährung abgerundet wird, vervielfachen sich seine Vorteile.

5. _Gleichgewicht suchen:_ Es ist in Ordnung, sich manchmal etwas zu gönnen, sowohl beim Essen als auch beim Lernen. Das Wesentliche ist, zu feiern, wenn wir in ein Extrem abdriften, und uns zurückzuziehen. Ausgewogenheit ist der Schlüssel.

Der Weg nach vorne:

Ein ganzheitlicher Ansatz zum Glück ist kein Ziel, sondern eine Reise. Es geht darum, jeden Tag bewusste Entscheidungen zu treffen. Feiern Sie, dass sowohl Nahrung als auch Studium Formen der Energie sind. Die Qualität und Art dieser Energie bestimmt unsere körperliche Gesundheit, unser inneres Wohlbefinden und damit auch unser Glück.

Jede Mahlzeit ist eine Gelegenheit, unseren Körper zu nähren, und jedes Studium ist eine Gelegenheit, unseren Geist zu nähren. Wenn wir beginnen, unser Leben aus dieser Perspektive zu betrachten, ist Glück keine Ware, der wir nachjagen; es wird zu einem Nebenprodukt unserer täglichen Entscheidungen.

Während äußere Faktoren eine Rolle für unser Wohlbefinden spielen, liegt die Kraft, dauerhaftes Glück zu erreichen, in uns. Es liegt in den Entscheidungen, die wir treffen, in der Nahrung, die wir essen, und in den Studien, die wir betreiben. Machen Sie sich diesen ganzheitlichen Ansatz zu eigen und begeben Sie sich auf eine erfüllende Reise zu einem glücklicheren und gesünderen Leben.